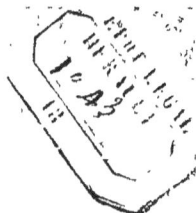

CONTRIBUTION A L'ÉTUDE

DES

MOUVEMENTS CHORÉIQUES

PRÆ ET POSTHÉMIPLÉGIQUES

HÉMICHORÉE, HÉMIATHÉTOSE

Par Hippolyte FOURNIER

DOCTEUR EN MÉDECINE

Ancien externe des Hôpitaux de Paris (concours 1881),
Ex-interne des Hôpitaux de Blois.

MONTPELLIER

TYPOGRAPHIE ET LITHOGRAPHIE BOEHM ET FILS

IMPRIMEURS DE LA GAZETTE HEBDOMADAIRE DES SCIENCES MÉDICALES

ÉDITEURS DU MONTPELLIER MÉDICAL, DE LA REVUE DES SCIENCES NATURELLES,

DE LA SOCIÉTÉ LANGUEDOCIENNE DE GÉOGRAPHIE.

1884

CONTRIBUTION A L'ÉTUDE

DES

MOUVEMENTS CHORÉIQUES

PRÆ ET POSTHÉMIPLÉGIQUES

HÉMICHORÉE, HÉMIATHÉTOSE

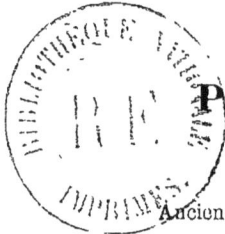

Par Hippolyte FOURNIER

DOCTEUR EN MÉDECINE

Ancien externe des Hôpitaux de Paris (concours 1881),
Ex-interne des Hôpitaux de Blois.

MONTPELLIER

TYPOGRAPHIE ET LITHOGRAPHIE BOEHM ET FILS

IMPRIMEURS DE LA GAZETTE HEBDOMADAIRE DES SCIENCES MÉDICALES
ÉDITEURS DU MONTPELLIER MÉDICAL, DE LA REVUE DES SCIENCES NATURELLES,
DE LA SOCIÉTÉ LANGUEDOCIENNE DE GÉOGRAPHIE.

1884

A MON PÈRE

A MA MÈRE

A MON PRÉSIDENT DE THÈSE

Monsieur le Professeur GRASSET

H. FOURNIER.

CONTRIBUTION A L'ÉTUDE

DES

MOUVEMENTS CHORÉIQUES

PRÆ ET POSTHÉMIPLÉGIQUES

HÉMICHORÉE, HÉMIATHÉTOSE

PRÉFACE HISTORIQUE. — DIVISION DU SUJET.

L'étude des mouvements anormaux qui précèdent ou accompagnent l'hémiplégie vulgaire est de date toute récente. On avait signalé déjà quelques cas d'hémichorée symptomatique : en 1835, Travers avait rapporté un cas d'hémiplégie qui s'accompagnait de mouvements spasmodiques choréiformes ; après lui, Tuckwel, Huglinghs-Jackson, avaient signalé des cas analogues; mais ce n'est qu'en 1874 que Weir Mitchell[1] fit pour la première fois une étude sérieuse de l'hémichorée liée à l'hémiplégie. Cette étude fut reprise et étendue par M. Charcot dans ses leçons de 1875 ; enfin, sous son inspiration, M. Raymond fait sur ce sujet une Thèse remarquable où la question est examinée à fond[2].

Peu de temps auparavant, en 1871, Hammond venait de décrire dans son *Traité des maladies du système nerveux* une forme spéciale de mouvements anormaux limités aux extrémités, à laquelle il donna le nom d'athétose (αθετος sans position fixe).

[1] American Journal of the medic. Sciences, art. 1874.
[2] Thèse de Paris, 1876.

Après sa description, de nombreuses observations d'athétose furent rapportées, d'abord en Amérique (Fischer, Currie Ritchie, Clifford Albutt) , et en Angleterre (Gairdner, Cay Schaw, Gowers), puis en Allemagne (Eulenburg, Rosenbach, Bernhardt); enfin M. Charcot, dans une leçon faite à la Salpêtrière à la fin de 1876, reprit la question et montra toutes les analogies qui existaient entre l'hémiathétose et l'hémichorée, et considéra la première comme une forme particulière d'hémichorée posthémiplégique. Son élève Oulmont fit sur ce sujet une Thèse très complète où il confirma et compléta les idées du Maître[1].

A ce moment, l'hémichorée et l'hémiathétose étaient les seules formes de mouvements posthémiplégiques qui fussent décrits. Mais comprenaient-elles réellement tous les genres de mouvements anormaux qui peuvent se montrer en rapport avec l'hémiplégie? Déjà M. Charcot avait comparé certains mouvements qu'il rattachait à l'hémichorée, à ceux de la paralysie agitante; Raymond en avait comparé d'autres au tremblement de l'hémisclérose en plaques. Aussi M. le professeur Grasset, en décrivant, en 1880[2], un nouveau genre de mouvement posthémiplégique auquel il donna le nom d'hémiataxie, fit-il en quelque sorte une révolution nécessaire. Géné ralisant du reste cette idée, M. Grasset établit un tableau dans lequel peuvent venir se ranger toutes les formes possibles de mou vements anormaux posthémiplégiques.

	SE PRODUISANT AU REPOS.	NE SE PRODUISANT QUE DANS LES MOUVEMENTS VIOLENTS.
Tremblements.	Hemiparalysie agitante	Tremblement ordinaire.
Contractions en divers sens.	Hémichorée.	Hémiataxie.

[1] Thèse de Paris, 1878.
[2] Progrès médical, 1880.

Déjà il pouvait citer un fait personnel d'hémiparalysie agitante et le rapprochait d'un fait analogue de Leyden[1], cité par Nothnagel. Après lui, M. Demange et Bernheim[2] décrivaient chacun un cas d'hémisclérose en plaques. Enfin M. Ricoux, dans une Thèse très complète[3], fait une étude d'ensemble sur tous les mouvements anormaux d'origine hémiplégique. Il étudie successivement l'hémichorée, l'hémiathétose, l'hémiataxie, l'hémiparalysie agi-tante, l'hémisclérose en plaques; puis il montre que chacune de ces variétés types peut se combiner avec sa voisine de façon à constituer des formes mixtes. Raymond avait du reste déjà montré la coïncidence possible de l'hémichorée et de l'hémiathé-tose. Ricoux a voulu faire entrer dans sa classification, dont la base est la même que celle de M. Grasset, toutes les formes mixtes possibles ; il nous paraît avoir beaucoup compliqué cette classification. Nous jugeons celle de M. Grasset parfaitement suffisante et complète, si l'on y tient compte de la possibilité de formes mixtes.

D'accord avec M. Grasset, nous modifierons sa classification de la manière suivante, en remplaçant le terme de tremblement ordinaire par celui d'hémisclérose en plaques.

	SE PRODUISANT AU REPOS.	NE SE PRODUISANT QUE DANS LES MOUVEMENTS	Formes mixtes
Tremblements .	Hémiparalysie agitante.	Hémisclérose en plaques.	résultant de la combinaison en
Contractions en divers sens.	Hémichorée.	Hémiataxie.	divers sens des formes types.

Dans cette classification, on ne voit pas figurer l'hémiathétose:

[1] Virchow's Archiv., tom. XXIX.
[2] Revue médicale de l'Est, 1881.
[3] Thèse de Nancy, 1882.

c'est que M. Grasset, comme M. Charcot et la plupart des neurologistes français, la considèrent comme une simple variété de l'hémichorée. Nous n'avons pas la prétention de faire ici l'histoire de toutes ces formes de tremblements posthémiplégiques, œuvre déjà parfaitement remplie par Ricoux. Notre rôle est plus modeste. Ayant eu l'occasion d'observer dans les hôpitaux de Montpellier quelques cas d'hémichorée ou d'hémiathétose posthémiplégique auxquels sont venus s'ajouter d'autres cas qui nous ont été communiqués par M. le professeur Grasset et par son ancien interne M. Brousse, nous avons résolu de choisir comme sujet de notre Thèse inaugurale l'étude des mouvements choréiques præ et posthémiplégiques, comprenant sous cette dénomination l'hémiathétose en même temps que l'hémichorée.

Après avoir établi les caractères cliniques et diagnostiques de cette espèce de mouvements anormaux d'après les faits que nous avons sous les yeux, nous essayerons d'en fixer l'anatomie pathologique et la pathogénie ; mais là nous ne pourrons nous borner à nos propres observations, et nous devrons beaucoup emprunter aux observations déjà publiées.

Nous ne saurions commencer ce travail sans adresser nos remerciements à M. le professeur Grasset pour l'accueil bienveillant que nous avons trouvé auprès de lui, et pour les précieux conseils qu'il a bien voulu nous donner.

Que M. le professeur agrégé Hamelin reçoive aussi le témoignage de notre reconnaissance pour l'observation inédite qu'il a bien voulu nous communiquer.

Nous prions nos amis, MM. Brousse, chef de Clinique médicale, et Robiolis, d'agréer l'expression de notre gratitude pour le concours qu'ils ont bien voulu nous prêter.

ÉTUDE CLINIQUE.

Les mouvements choréiques liés à l'hémiplégie sont généralement des phénomènes secondaires. Ils sont symptomatiques, comme l'hémiplégie elle-même, de lésions en foyers de l'encéphale (hémorrhagie, ramollissement, tumeurs), ou bien de l'atrophie cérébrale, lorsque la lésion s'est produite dans le jeune âge. Ils se manifestent quelquefois avant l'apparition de l'hémiplégie, mais alors c'est un accident passager qui fait bientôt place à la paralysie. Le plus souvent c'est consécutivement à elle qu'ils se montrent ; ils apparaissent lorsque les mouvements commencent à revenir dans les membres atteints, lorsque ceux-ci, jusque-là inertes et un peu contracturés, redeviennent souples et capables de déplacements assez étendus. Ils coïncident souvent avec une hémianesthésie du même côté.

L'intervalle qui sépare l'apparition des mouvements choréiques du début de l'hémiplégie est variable ; il est en général de quelques mois ; chez une de nos malades (Obs. ii), il a été de deux mois.

Bien que, d'accord avec MM. Charcot et Grasset, nous admettions à priori (ce que du reste nous tâcherons de démontrer plus loin) que l'hémiathétose n'est qu'une forme particulière d'hémichorée, cependant chacune de ces formes de mouvements anormaux se présente avec un cachet particulier qui exige, au point de vue de la symptomatologie, une étude séparée. Nous allons donc passer successivement en revue l'hémichorée et l'hémiathétose.

§ I. — HÉMICHORÉE.

Raymond, dans sa Thèse [1], a donné une définition fort complète de l'hémichorée, et nous ne saurions mieux faire que de la reproduire:

« Sous le nom d'hémichorée posthémorrhagique ou post-hémiplégique, quelquefois præhémiplégique, ou encore de l'atrophie cérébrale, des tumeurs cérébrales, il faut comprendre des mouvements se montrant dans les membres supérieurs et dans les membres inférieurs du côté qui est déjà depuis quelque temps (fait le plus ordinaire) le siège de l'hémiplégie ou qui le sera bientôt, mouvements analogues à ceux de la chorée ordinaire, en ce sens qu'ils sont, comme ceux-ci, involontaires, qu'ils s'exagèrent pendant les mouvements intentionnels, et qu'ils sont continus, excepté pendant le sommeil. »

Ce sont donc des mouvements involontaires qui constituent l'hémichorée: ces mouvements involontaires se produisent au repos, alors que le malade ne veut faire aucun mouvement, et même d'autant plus qu'il fait effort pour les empêcher. Ils siègent au bras et à la jambe du côté paralysé, et portent généralement sur tout le segment du membre, depuis l'extrémité (main ou pied) jusqu'à la racine. Leur caractère est d'être irréguliers, de procéder par secousses brusques et exagérées. Quelquefois cependant ils sont presque rythmiques au repos, mais ils deviennent alors franchement choréiques à l'occasion des mouvements volontaires, qui, dans tous les cas, les amplifient notablement. Ainsi, dans notre Observation ii, si on ordonne à la malade qui en fait le sujet de saisir un objet, elle n'arrive qu'avec beaucoup de peine à le saisir, à cause des mouvements irréguliers qui se produisent dans ses doigts, et, une fois saisi, elle le

[1] *Loc. cit.*, pag. 28.

laisse aller, ou bien le projette (involontairement toujours) à une certaine distance.

Dans cette Observation, ainsi que dans la suivante (Obs. III), les mouvements involontaires se trouvent limités à la main et au pied du côté paralysé ; mais ils conservent toujours les carac-tères essentiels des mouvements choréiques, l'instabilité au repos, et l'exagération à l'occasion des actes volontaires. Ces cas sont intéressants, car ils constituent une sorte de terme de passage entre l'hémichorée complète, caractérisée par des mou-vements irréguliers dans toute l'étendue des membres atteints, et l'hémiathétose, caractérisée par des mouvements irréguliers limités aux extrémités (main et pied). Mais nous verrons que dans ce dernier cas les mouvements irréguliers ont un caractère tout spécial qui permet de les distinguer de ces formes atténuées de l'hémichorée.

L'hémichorée coïncide très souvent avec l'hémianesthésie, et cette hémianesthésie est généralement complète et porte sur la sensibilité spéciale en même temps que sur la sensibilité géné-rale. Chez deux des malades dont nous reproduisons les obser-vations (Obs. I et II), ce symptôme a existé, et dans l'Obs. II un examen attentif a montré que les sens étaient aussi altérés. Nous verrons, au chapitre de l'Anatomie pathologique, combien cette coïncidence de l'hémianesthésie avec l'hémichorée a de l'importance au point de vue de la localisation de cette der-nière.

L'hémichorée cesse pendant le sommeil ; c'est là un fait re-laté dans toutes les observations, et que nous avons pu vérifier nous-même chez la malade de l'Obs. II.

La durée de l'hémichorée n'est pas la même selon qu'elle est præ ou posthémiplégique. Dans le premier cas, c'est un phéno-mène passager qui peut durer de quelques heures à quelques jours, et puis disparaît, pour faire place à l'hémiplégie ; dans l'Obs. I, empruntée à M. Grasset, les mouvements choréique

qui ont précédé l'hémiplégie ont à peine duré une demi-jour-
née. Au contraire, quand l'hémichorée ne se produit, comme
c'est le fait le plus habituel, que consécutivement à l'hémiplégie,
sa durée est très longue, on peut même dire qu'elle vit avec le
malade et ne disparaît qu'avec lui.

Quel est l'état des malades atteints d'hémichorée ? Nous avons
vu que, d'une façon générale, les mouvements choréiques ne se
développaient que lorsque l'hémiplégie commençait à rétrocéder,
lorsque les malades étaient, en somme, revenus à la santé. Aussi,
chez les hémichoréiques, les diverses fonctions s'exécutent bien;
l'hémiplégie elle-même est le plus souvent incomplète ou nulle ;
les articulations des membres primitivement atteints peuvent
produire des mouvements assez étendus ; il n'y a pas d'atrophie
musculaire.

Mais si, au lieu d'être symptomatique d'une hémiplégie vulgaire, l'hémichorée est symptomatique de l'atrophie cérébrale,
c'est-à-dire d'une lésion de l'encéphale qui s'est produite sur le
sujet encore enfant, l'atrophie des membres hémiplégiés est la
règle, et elle porte non seulement sur le volume du membre,
mais encore sur sa longueur, ce qui semble indiquer une atrophie
des os eux-mêmes.

Nous venons de signaler les principaux caractères que revêt
l'hémichorée præ et posthémiplégique ; nous allons en rapporter
maintenant trois observations, qui ont servi de base à notre
description. La première est une observation d'hémichorée præhémiplégique que nous empruntons à M. Grasset ; les deux
autres sont des observations d'hémichorée posthémiplégique :
elles nous sont personnelles; nous les avons recueillies dans les
hôpitaux de Montpellier.

PREMIÈRE OBSERVATION [1].

Hémichorée præhémiplégique et hémianesthésie. — Foyer hémorrhagique dans le
noyau lenticulaire et la capsule interne du côté opposé. — Foyer symétrique
ancien dans l'autre hémisphère.

Le nommé Boud.... Achille, né à Paris, âgé de 59 ans, est
depuis quelques années à l'Hôpital-Général ; depuis son entrée
à l'hôpital, on n'a jamais constaté chez lui le moindre signe
d'hémiplégie ancienne.

Le 17 janvier 1879, il se lève comme d'habitude (il ne cou-
chait pas à l'infirmerie) à 6 heures du matin. Il monte un petit
escalier en portant une fiole à la main ; un moment il veut
mettre la fiole dans sa poche, perd l'équilibre, tombe et se blesse
grièvement à la main gauche; l'hémorrhagie est assez abondante.

A 8 heures, l'hémorrhagie a été arrêtée avec de l'amadou et
du perchlorure de fer ; il est assis à l'infirmerie et me raconte
lui-même l'accident qui lui est arrivé ; il ajoute qu'il s'est donné
en tombant un coup à la tête; on n'en trouve aucune trace exté-
rieure. Il n'a à ce moment aucune espèce de paralysie.

A 2 heures après midi, pas de paralysie encore ; il répond
comme d'habitude aux questions. Il s'est mis au lit parce qu'il
s'est senti un peu fatigué.

A 2 heures et demie, on le trouve tout couvert de sang : l'hémorrhagie de la main gauche s'est reproduite, et il est rempli
de sang. En même temps, il a l'air ahuri, la bouche ouverte,
ne répond pas aux questions qu'on lui adressse et a le bras droit
paralysé.

Bientôt après, mon collègue, le Dr St.-H. Serre, pratique avec
un succès complet la ligature de deux ou trois artérioles de la
main ; à partir de ce moment, l'hémorrhagie ne s'est plus repro-

[1] Voy. Grasset; Localisations cérébrales, 3e édit., pag, 278, 1880.

duite. A ce moment et pendant toute la soirée, la jambe droite n'est pas paralysée, elle est au contraire animée de mouvements incessants, dans un état d'instabilité constante ; le reste du corps reste immobile. — 38° et 38°,4 de température.

Le lendemain 18 (matin), nous le trouvons allongé sur le dos, la bouche ouverte, le regard fixe, la tête fortement étendue en arrière. Il ne peut pas tirer la langue; quand on l'invite à le faire, il fait de vains efforts pour obéir, mais sa langue ne peut dépasser les arcades dentaires. Le bras droit est complètement paralysé ; la jambe est aussi paralysée, mais d'une manière moins absolue ; il n'y a plus de trace de mouvements choréiformes. L'anesthésie est complète dans tout ce côté. Pas de déviation marquée de la face ; le malade ferme bien les deux yeux ensemble et isolément. — 38°, 37°,7. — Une bouteille d'eau de sedlitz ; lavement purgatif.

Le 19, troisième jour, l'état s'est aggravé : la paralysie est complète dans le bras et la jambe gauches ; la tête tombe à droite. Le malade ne répond pas du tout aux questions adressées, il est complètement affaissé. — 37°,8 ; 38°.

Le 20, quatrième jour, la tête, qui jusqu'alors avait eu de la tendance à tomber à droite, est tournée à gauche, ainsi que les yeux. On peut, en le lui ordonnant, lui faire porter les yeux jusqu'à la ligne médiane ; il ne la dépasse pas, et tant qu'il garde cette position ils sont animés de mouvements oscillatoires peu rapides dans le sens vertical ; ils reviennent ensuite dans l'angle gauche de l'orbite. La paralysie et l'anesthésie sont complètes dans le bras et la jambe à droite; pas de contracture ; pas de déviation de la face. Le malade va sous lui ; il ne répond pas du tout et avale difficilement.

Le 21, cinquième jour, un peu mieux; il comprend ce qu'on dit et parle un peu. Même état des membres. Avec la connaissance plus complète qu'il a aujourd'hui, on constate plus nettement que jamais l'anesthésie du côté droit. Quand il fait effort pour soulever le bras droit, il contracte un peu le biceps et le grand pectoral.

Le 22, sixième jour, même état ; quelques mouvements obscurs dans le bras droit ; il parle un peu, demande de la tisane. La tête est toujours fortement étendue en arrière et dirigée à gauche ; mais quand on l'y invite, il la ramène assez bien à la ligne médiane ; quelques mouvements dans la jambe droite. L'anesthésie est la même, moins accentuée à la jambe qu'au bras et à la face.

Le 23, septième jour, de nouveau plus mal, affaissement complet ; prostration absolue. Même état de la tête. Il succombe le 24 au matin.

Autopsie, faite le 25 à 8 heures du matin. — Arachnoïde un peu dépolie ; aspect très légèrement laiteux de quelques vaisseaux sur la convexité. Rien à la surface du cerveau dépouillé de ses méninges. Athérome généralisé très intense de tous les vaisseaux de la base. Rien dans les ventricules ni dans le mésocéphale.

On pratique les coupes de Pitres.

Hémisphère gauche. — *Coupe préfrontale* : Rien. — *Coupe frontale* : Le couteau traverse un foyer hémorrhagique récent ; vaste caillot qui remplace tout le noyau lenticulaire, sauf sa partie tout à fait inférieure ; la partie externe et l'avant-mur sont également détruits. La capsule interne n'est pas détruite, elle présente seulement, tout à fait en haut (partie lenticulo-striée), une teinte rosée résistant à l'eau et semble soulevée par une lésion sous-jacente.

Coupe pariétale : Le foyer a détruit tout le noyau lenticulaire ; il occupe de plus toute la partie de la capsule interne qui sépare le noyau lenticulaire du noyau caudé, sans atteindre ce dernier noyau lui-même (qui est intact) ; la capsule externe et l'avant-mur sont détruits, sauf à la partie tout à fait inférieure. De plus, sur la couche optique, près du bord externe de ce ganglion, affleurant la capsule interne (dans sa partie lenticulo-optique), petit foyer gros comme une lentille dans toutes ses dimensions, absolument indépendant du grand foyer décrit.

Coupe pédiculo-frontale : Fin du foyer, qui occupe toujours la partie de la coupe en dehors de la capsule interne.

Coupe frontale : Ancien foyer hémorrhagique (ou plutôt cicatrices à lèvres très distantes l'une de l'autre) occupant la partie la plus externe du noyau lenticulaire, la capsule externe et l'avant-mur, affleurant à peine, à la partie supérieure, la capsule interne, qui est intacte ; d'autre part, la substance b'anche innominée qui sépare l'avant-mur de l'insula est également intacte.

Coupe pariétale : Noyau lenticulaire détruit, ainsi que la capsule externe et l'avant-mur ; capsule interne intacte.

Coupe pédiculo-pariétale : Fin de la lésion ; même siège.

Cette observation est intéressante, parce qu'elle nous montre qu'à un moment donné l'hémichorée peut tenir lieu de paralysie dans un membre chez un sujet frappé d'hémiplégie. En effet, alors que le bras droit seul était paralysé, la jambe du même côté présentait des mouvements choréiformes très nets ; puis ces mouvements ont disparu et la paralysie est devenue complète dans tout le côté droit.

Elle ne présente pas moins d'intérêt au point de vue de la localisation anatomique trouvée à l'autopsie ; mais nous y reviendrons quand nous nous occuperons de l'anatomie pathologique.

OBSERVATION II (personnelle).

Hémiplégie droite. — Hémianesthésie. — Hémichorée posthémiplégique.

Émilie K..., 21 ans, couturière, née à Mulhouse, domiciliée depuis quinze ans à Barcelone, entre le 13 septembre 1883 dans le service de M. le professeur agrégé Carrieu, suppléant M. le professeur Dupré, et est couchée au n° 19 de la salle Sainte-Marie.

C'est une jeune fille au teint pâle, douée d'un tempérament lymphatique nerveux, d'une complexion moyenne.

Interrogée sur ses antécédents héréditaires, elle raconte que sa mère a succombé, vers l'âge de 40 ans, à un cancer utérin après neuf mois de maladie ; son père, encore vivant, est rhumatisant et très nerveux ; son grand-père paternel est mort d'une attaque d'apoplexie. Elle a trois sœurs bien portantes ; elle a eu un frère mort en bas âge.

Quant à elle, elle accuse des accidents scrofuleux dans son enfance : gourmes à la tête, croûtes au nez et aux oreilles, glandes au cou, dont plusieurs même se sont abcédées et ont laissé des cicatrices indélébiles.

Réglée à 15 ans, elle a eu toujours des règles irrégulières, peu abondantes et de courte durée ; dans l'intervalle, elle est sujette aux pertes blanches.

A 18 ans, elle contracte les fièvres intermittentes et les garde près d'une année ; elles laissent à leur suite un état profond de chloro-anémie. La malade, déjà très nerveuse, devient encore plus impressionnable, d'autant plus que, son père s'étant remarié, elle croit avoir à se plaindre de sa belle-mère. En même temps s'établit chez elle une céphalée intense localisée à la région frontale gauche ; cette céphalée persiste près d'un an.

Tel était l'état de la malade lorsque, il y a vingt mois environ, à la suite d'une vive émotion morale, la céphalée devient beaucoup plus violente, s'accompagne de vomissements et l'oblige à se coucher. Au milieu de la nuit, elle se réveille en sursaut et se trouve paralysée du côté droit ; elle appelle au secours, mais elle a beaucoup de peine à expliquer ce qui lui est arrivé. Le lendemain, l'hémiplégie droite est complète : elle frappe non seulement la jambe et le bras, mais aussi la face, et s'accompagne d'hémianesthésie ; la perte de connaissance est à peu

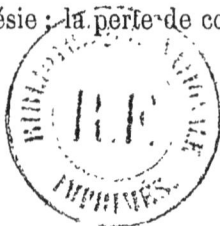

près complète, et la malade reste quatre jours plongée dans le
délire. En même temps que la connaissance lui revient, la parole
devient aussi plus nette ; un peu plus tard, les mouvements spontanés reparaissent d'abord aux membres supérieurs, puis aux
membres inférieurs. Deux mois après son attaque, grâce à l'élec-
trisation des membres atteints, elle peut se lever et commencer
à marcher ; mais encore elle traîne la jambe et doit s'appuyer
sur un aide.

On l'envoie alors aux bains de Las Caldas (eaux sulfureuses
chaudes) : elle y prend douze bains et trois douches. C'est pendant la durée de la saison balnéaire qu'apparaissent les premiers
mouvements irréguliers dans la main droite; mais ces mouvements n'étaient pas d'abord continus.

Depuis lors, ces mouvements sont devenus permanents et se
sont étendus au pied du même côté, mais ils sont là très peu
prononcés.

État actuel. — Facies amabilis, mais sillonné, au-dessous du
menton particulièrement, de cicatrices scrofuleuses ; pas de
déviation des traits.

Pâleur des tissus, mais pourtant la nutrition paraît bien conservée, aussi bien du côté malade que du côté sain.

Les phénomènes hémiplégiques ont à peu près disparu : la
marche se fait assez bien, elle traîne seulement un peu le pied
droit, elle fauche légèrement de ce côté; du côté du membre
supérieur, les mouvements paraissent libres dans les diverses
articulations, et il semble qu'elle pourrait s'en servir librement
si la main n'était agitée de mouvements choréiformes. Au repos,
elle tient la main en supination, l'avant-bras généralement
fléchi sur le bras ; le pouce exécute des mouvements alternatifs
d'abduction et d'adduction par rapport aux autres doigts fléchis
dans la paume de la main et exécutant de temps en temps et sans
régularité des mouvements de flexion et d'extension, avec pré-

dominance de la flexion. Si on lui ordonne d'étendre les doigts, elle le fait avec peine, et les doigts sont déjetés vers le bord cubital, surtout le petit doigt ; mais elle ne peut conserver long-temps cette position, et la main se referme presque aussitôt.

Si elle veut saisir un objet, les mouvements choréiformes s'exagèrent d'abord pour l'atteindre et s'étendent alors même au poignet et au coude ; lorsque, après plusieurs alternatives, elle finit par le toucher, souvent elle ne peut le saisir, le mouve-ment d'opposition du pouce manquant absolument ; quand elle le saisit, c'est avec les quatre autres doigts repliés en griffe. Du côté du pied, les mouvements anormaux sont très limités et consistent simplement en un écartement exagéré des orteils, et en mouvements alternatifs d'adduction et d'abduction du pied qui ne se produisent pas au repos, mais seulement lorsque le pied est mal équilibré. Ces mouvements anormaux disparais-sent pendant le sommeil. Le réflexe du genou droit est exagéré ; il n'y a pas d'atrophie.

En examinant la sensibilité, on voit qu'il existe une hémia-nesthésie droite complète à tous les modes d'exploration ; les sens eux-mêmes sont pris ; ouïe, odorat et goût fortement dimi-nués de ce côté, presque abolis.

La malade présente des troubles oculaires consistant en une hémiopie. Les deux champs visuels droits manquent complète-ment. Ils sont parfaitement délimités sur la partie médiane par une ligne droite.

A l'examen ophtalmoscopique, il n'y a rien de particulier à signaler.

L'acuité visuelle est bonne ; si la malade éprouve des difficul-tés pour lire, c'est que, la lecture se faisant de gauche à droite, elle est gênée par l'absence des deux champs visuels du côté droit.

Elle est très sujette, depuis son attaque, à des céphalées limi-tées à la région frontale gauche.

Les règles sont très irrégulières, retardent souvent et sont très peu abondantes. A l'époque menstruelle, il y a souvent des poussées congestives du côté de l'encéphale ; elles se caractérisent par de la rougeur de la face, l'aggravation de la céphalalgie frontale et de l'exagération des mouvements anormaux.

L'examen du cœur ne révèle aucune altération.

Rien aux poumons ni aux autres organes.

La malade nie toute espèce d'antécédent syphilitique ; du reste, un examen attentif ne fait découvrir ni ganglions engorgés aux aines ou à l'occiput, ni exostoses, ni cicatrices suspectes.

Le traitement employé consiste d'abord dans l'administration d'une cuillerée par jour du sirop suivant :

> Arséniate de soude...................... $0^{gr},05$
> Sirop d'écorces d'oranges amères............. 300 gram.

En même temps elle est soumise à l'électricité statique.

Ce traitement n'amène aucun résultat favorable.

M. le professeur Combal, qui prend le service après M. Carrieu, s'efforce, par un traitement approprié (sangsues à la vulve, purgatifs drastiques à l'époque menstruelle), de régulariser les règles ; en même temps il fait prendre à l'intérieur du bromure de potassium, de façon à diminuer l'hyperexcitabilité nerveuse.

L'électricité statique est remplacée par l'application directe de courants continus sur la tête.

Mais au bout de quelque temps on est obligé de suspendre cette application, parce qu'elle provoque chez la malade des poussées congestives encéphaliques.

Enfin M. Combal, voyant échouer tous les moyens mis en usage, sachant d'autre part combien sont nombreuses chez la femme les syphilis ignorées, malgré l'absence chez la malade d'antécédents suspects, institue un traitement par le sirop de Gibert. Il y a actuellement plus d'un mois que la malade suit ce traitement, et sa situation ne paraît pas améliorée. On ne saurait cependant affirmer encore que ce moyen restera sans résultats.

Dans cette observation, les mouvements anormaux se trouvent limités à la main et au pied du côté hémiplégié ; au repos, ils se produisent avec une certaine apparence de rythme qui disparaît à l'occasion des mouvements volontaires, et alors l'allure choréique est manifeste. On aurait pu se demander tout d'abord, comme la malade est très nerveuse, mal réglée, si les phénomènes qu'on avait sous les yeux : hémianesthésie, hémichorée, ne pouvaient pas être rattachés à une névrose essentielle, à l'hystérie. Mais déjà le mode de début par une attaque d'hémiplégie subite portant son atteinte sur toute l'étendue du côté droit, face comprise, devait faire rejeter une pareille hypothèse. L'impuissance des moyens thérapeutiques employés jusqu'à ce jour doit confirmer encore cette opinion. On a certainement affaire à une hémichorée symptomatique d'une lésion cérébrale ; quant à déterminer quelle est la nature de cette lésion, si c'est une lésion commune (hémorrhagie, ramollissement), une tumeur, une production néoplasique, cela est impossible à l'heure actuelle. En dehors de l'autopsie, le succès de la médication spécifique qu'on a mise en usage pourrait seul mettre en lumière ce point obscur du diagnostic.

OBSERVATION III (personnelle).

Atrophie cérébrale de l'enfance. — Hémiplégie droite. — Hémichorée
posthémiplégique.

Louise C..., âgée de 38 ans, est à l'Hôpital-Général depuis l'âge de 11 ans (service de M. le professeur agrégé Hamelin).

Père rhumatisant, mort à 34 ans.

Mère morte d'une fluxion de poitrine à 63 ans.

Un frère ayant succombé en bas âge.

Née à terme, elle n'accuse d'autre maladie, à part son hémichorée posthémiplégique, qu'une rougeole dont elle a été atteinte vers l'âge de 14 ans, et pour laquelle elle a été traitée à l'Hôpital-Général.

Réglée à 12 ans, difficilement et sans régularité au début, ses règles duraient trois jours dans les premiers temps et s'accompagnaient de troubles nerveux; elles cessent actuellement au bout d'un jour et demi.

A 2 ans 1/2, elle a eu des convulsions à la suite desquelles est survenue une hémiplégie droite. La marche était d'abord complètement impossible; peu à peu la malade a pu se mouvoir, et elle commençait à marcher vers l'âge de 6 ans. C'est à ce moment qu'ont débuté les mouvements choréiques dans les membres droits. Il n'y a jamais eu ni anesthésie ni contracture.

État actuel.— *Main droite* : On observe un mouvement incessant de flexion et d'extension des phalanges , qui paraît au premier abord presque régulier, et en même temps un mouvement alternatif de pronation et de supination. Cependant le rythme de ce mouvement n'est qu'apparent ; il est interrompu de temps en temps et sans intervalle fixe par des saccades brusques et courtes. Le pouce, fléchi dans la main, ne participe guère aux mouvements. Louise C... paraît se troubler facilement; dans ce cas, les mouvements choréiques augmentent d'intensité; il en est de même lorsqu'elle accomplit un acte volontaire. Elle peut élever la main droite au-dessus de la tête, derrière le cou ; mais sans l'aide dè la main gauche elle ne pourrait porter un verre à la bouche.

Les mouvements associés n'existent pas lorsque l'on place un objet dans la main malade; mais si on lui fait ouvrir ou fermer la main gauche, immédiatement la main droite reproduit le même mouvement. Dans l'extension forcée, les mouvements choréiformes paraissent un peu diminués. Le mouvement de supination s'exécute très facilement. Au dynamomètre, 21 à gauche, 18 du côté hémiplégié. Le membre supérieur paraît légèrement atrophié, particulièrement les doigts et l'avant-bras ; le bras droit mesure en longueur 3 ou 4 millim. de moins que le gauche ; l'avant-bras est diminué à peu près de la même longueur. L'emploi du diapason ne nous a donné aucun résultat; nous n'avons pu obtenir la moindre flexion par l'application de l'instrument sur l'avant-bras.

Pied droit : Les mouvements du pied sont plus irréguliers que ceux de la main. Ce sont tantôt des mouvements de flexion et d'extension des orteils, d'adduction et d'abduction, tantôt des mouvements de flexion et d'extension du pied sur la jambe. Tous ces divers mouvements sont parfois combinés ensemble. Le réflexe rotulien ne paraît pas exagéré.

Le froid augmente sensiblement les mouvements choréiques, la chaleur ne paraît avoir aucune action. Il n'y a point d'hémianesthésie. L'ouïe, l'odorat et le goût sont intacts.

Les deux yeux présentent des altérations qui paraissent indé‑pendantes de l'hémiplégie. L'œil gauche a été atteint le premier avant son entrée à l'hôpital. Actuellement, il présente de l'exophtalmie; le globe oculaire est dur à la pression, et on remarque des taies sur la cornée. Elle voit encore un peu de cet œil. L'œil droit, moins dur au toucher, n'est pas aussi saillant que l'autre; il est atteint de cataracte. La pupille est un peu dilatée. La fonction visuelle est complètement abolie de ce côté.

L'intelligence est nette, la parole un peu lente mais claire; la malade répond très bien à toutes questions.

Elle accuse une douleur parfois violente au niveau de l'épigastre; ses digestions sont mauvaises, elle est habituellement constipée.

Rien dans les autres organes.

Cette observation présente une grande analogie avec la pré‑cédente. D'abord, au repos, les mouvements anormaux ont une apparence presque rythmique, interrompue pourtant par des secousses brusques et irrégulières, et c'est à l'occasion des mou‑vements volontaires qu'ils deviennent franchement choréiques. En outre, l'hémichorée se trouve limitée à la main et au pied du côté hémiplégique. Cette limitation semble faire de ces deux cas des termes de passage entre l'hémichorée complète et cette autre forme de mouvements anormaux qu'on désigne sous le nom d'hémiathétose.

§ II. — HÉMIATHÉTOSE.

« L'hémiathétose, dit Oulmont [1], est une affection généralement symptomatique d'une lésion cérébrale, qui consiste essentiellement en mouvements involontaires habituellement continus, lents et exagérés, limités à la main et au pied du côté paralysé. »

Les mouvements involontaires qui caractérisent l'hémiathétose sont limités à la main et au pied du côté hémiplégique; ils siègent aux doigts et aux orteils, souvent aussi au poignet et au cou-de-pied ; les doigts sont toujours pris, les orteils le sont moins souvent. Dans les deux cas que nous rapportons plus loin, l'hémiathétose existait seulement à la main.

L'hémiathétose présente un aspect bizarre tout spécial, qui l'a fait comparer, tantôt à un mouvement intentionnel, tantôt à un mouvement de tentacules du poulpe. Elle consiste en des mouvements lents et exagérés d'extension et de flexion, d'adduction et d'abduction, éloignant ou rapprochant tour à tour les phalanges les unes des autres, les portant toutes ensemble ou chacune séparément vers la paume ou le dos de la main. Par leur lenteur, ces mouvements prennent l'aspect d'actes volontaires tendant à un but déterminé. Leur exagération est telle, qu'ils dépassent la limite normale de l'excursion articulaire, au point de faire croire à une véritable subluxation des articulations phalangiennes.

Ces mouvements de l'hémiathétose sont habituellement permanents, persistants dans le repos, quelquefois même pendant

[1] *Loc. cit.*, pag. 10.

le sommeil. Pourtant, dans certains cas ils ne se produisent qu'à l'occasion des actes volontaires ; c'est ce que démontrent nos Observations IV et V, dans lesquelles les mouvements athétosiques ne se produisent que lorsqu'on fait exécuter un mouvement donné au malade. Mais alors, au repos, la main présente une disposition anormale qui semble indiquer un certain état de contracture. Chez le malade de l'Obs. IV, la main est maintenue fléchie sur l'avant-bras et les doigts en extension ; chez la malade de l'Obs. V, la main continue la direction de l'avant-bras, tandis que les doigts sont fléchis dans la paume de la main.

Oulmont a signalé en outre, sous le nom de spasme intermittent, une sorte de contracture passagère du poignet ou du cou-de-pied qui fixe la main ou le pied dans la position forcée que leur a donnée l'athétose. Brissaud[1] rapproche ce phénomène de certains cas de contracture latente dans lesquels la main prend une attitude forcée avec doigts écartés les uns des autres ; aussi a-t-il proposé pour ces cas le nom de fausse athétose.

Ajoutons enfin que les mouvements de l'hémiathétose sont essentiellement involontaires, et que le plus souvent, lorsque la volonté veut s'efforcer de les arrêter, elle ne fait que les exagèrer davantage.

De même que l'hémichorée, l'hémiathétose coïncide souvent avec l'hémianesthésie, ce qui semble déjà faire prévoir une localisation identique.

Mais, plus souvent encore que l'hémichorée, l'hémiathétose succède à une atrophie cérébrale de l'enfance. Oulmont en rapporte onze observations dans sa Thèse, et nous allons en citer deux analogues. Dans ces cas, l'hémiathétose paraît tenir lieu de ces contractures souvent si prononcées que l'on rencontre dans d'autres sujets atteints de la même lésion. Mais alors un nouveau symptôme vient s'ajouter au tableau classique de l'hémiathétose : c'est l'atrophie des membres hémiplégiques, atrophie qui porte

[1] Thèse de Paris, 1880, pag. 67.

non seulement sur les muscles, mais encore sur la charpente osseuse (voir Obs. iv et v). D'autres fois il s'y joint encore, comme dans l'Obs. v, des attaques épileptiformes.

Voici maintenant deux observations d'hémiathétose que nous ,empruntons à un travail de M. Brousse [1].

OBSERVATION IV.

Atrophie cérébrale de l'enfance.— Hémiplégie gauche.— Atrophie du côté gauche.
Hémiathétose de la main gauche.

Nav..., 50 ans, homme de peine, entré à l'Hôpital-Général dans le courant du mois de mars 1879.

Antécédents.— Sa mère est morte d'une attaque d'apoplexie. Lui a eu des convulsions dans son jeune âge.

A l'âge de 2 ans, attaque convulsive à la suite de laquelle il se développe une hémiplégie gauche qui a rétrocédé par la suite, en se limitant au membre supérieur. Consécutivement se produit une atrophie du côté paralysé, en même temps que commencent dans la main et les doigts du même côté les mouvements involontaires que l'on remarque aujourd'hui.

État actuel.— Intelligence peu développée.

La sensibilité paraît légèrement diminuée dans le côté gauche, mais elle n'est pas abolie. La sensibilité spéciale est intacte. Il y a exagération du réflexe tendineux du genou gauche.

La parole est peu nette, embrouillée, et cela, dit-il, depuis l'enfance.

Le malade paraît se troubler facilement; dans ce cas, il parle encore moins nettement ; de plus, ses lèvres, ses paupières et même sa tête sont prises d'une sorte de tremblement rythmique qui disparaît au bout de quelques secondes.

---

[1] Quatre nouveaux cas d'athétose, extrait du *Montpellier médical*, 1879.

Motilité. — Du côté droit, tous les mouvements sont normaux; du côté gauche, l'épaule et le coude sont libres, mais l'avant-bras est immobilisé en demi-pronation ; le mouvement de supination est absolument impossible. La main est fléchie à angle presque droit sur le poignet, si bien qu'au premier abord on croit avoir affaire à une contracture du poignet, comme il n'est pas rare d'en rencontrer chez les vieux hémiplégiques ; en effet, l'extension est impossible par l'effort seul de la volonté. Mais si l'on prend doucement la main du malade, qu'on lui fléchisse les doigts, on arrive facilement à la placer en extension.

Les mouvements paraissent normaux au membre inférieur gauche ; cependant, quand il marche, il traîne un peu le pied.

Nutrition. — Atrophie des membres du côté gauche, surtout marquée au membre supérieur.

	Gauche.	Droit.
Longueur du bras	31^{cm}	32^{cm}
— de l'avant-bras (cubitus)	25	28,5
Circonférence du bras (partie moyenne)	22	25
— de l'avant-bras (au-dessous du coude).	22	28
Main au niveau de l'art. métac.-phalang du pouce.	20	23,5

Mouvements involontaires. — Quand la main gauche est au repos, fléchie sur le poignet, il ne se produit pas de mouvements. Mais si le malade étend ses doigts, alors se développent dans ceux-ci des mouvements très lents que la volonté ne peut arrêter : les doigts sont agités de mouvements alternatifs d'adduction et d'abduction, surtout marqués à l'index ; l'abduction est plus prononcée aux deux derniers doigts. En même temps, mouvements de flexion et d'extension dans les dernières phalanges, avec extension prédominante ; ce phénomène est surtout prononcé au pouce ; la dernière phalange fait avec la première un angle obtus du côté de l'extension : on dirait qu'il y a une véritable subluxation des articulations phalangiennes. Ce phénomène, sur lequel Oulmont a le premier attiré l'attention, serait dû, d'après lui, à un relâchement des ligaments et même à des déformations articulaires, comme on en rencontre dans le rhumatisme noueux.

Au pied gauche, il n'y a aucun mouvement involontaire.

OBSERVATION V.

Atrophie cérébrale de l'enfance.— Hémiplégie gauche. — Attaques épileptiformes.
Hémiathétose de la main gauche.

Gran... Marthe, 29 ans, entrée l'Hôpital-Général il y a deux ans et demi.

Antécédents. — C'est une grosse femme, à tempérament nervoso-sanguin, à tête volumineuse, à faciès pléthorique.

Réglée à 11 ans, elle a vu ses règles se supprimer il y a un an environ ; depuis lors, elle a des poussées congestives, céphaliques, aux époques correspondantes.

Comme antécédents héréditaires, sa mère a eu une attaque d'éclampsie en la mettant au monde.

A l'âge de 11 mois, Marthe est atteinte d'une attaque convulsive, à la suite de laquelle se développe une hémiplégie gauche qui se maintient complète jusqu'à 5 ans, puis rétrocède, en commençant par le membre inférieur.

A 21 ans, à la suite d'une violente émotion, elle est prise d'attaques épileptiformes qui persistent encore aujourd'hui malgré le traitement par le bromure : ces attaques se répètent à intervalles variables, tantôt plusieurs fois par jour, tantôt ce ne sont que de simples vertiges épileptiques.

État actuel. — La sensibilité générale et spéciale est intacte. La motilité est normale pour les membres du côté droit et le membre inférieur gauche ; par suite, la marche se fait bien.

Au membre supérieur gauche, les mouvements sont conservés dans l'épaule et le coude. La main est placée dans la demi-pronation, la face dorsale regardant en dehors ; elle ne peut se servir de cette main pour aucun travail, elle ne peut pas même s'habiller.

Il y a une légère atrophie de l'avant-bras gauche portant surtout sur la longueur :

	Gauche.	Droit.
Avant-bras, longueur (cubitus)...............	20^{cm}	22^{cm}
— circonférence (au-dessous du coude)..	24	24

Mouvements involontaires. —En l'examinant au repos, la main gauche, repliée sur elle-même, semble contracturée ; le métacarpe continue la direction de l'avant-bras, tandis que les doigts sont fléchis dans la paume de la main, et il ne se produit dans les doigts aucun mouvement involontaire.

Si la malade veut ouvrir la main, elle ne peut y parvenir par l'effort seul de la volonté, elle doit s'aider de sa main droite. Alors le métacarpe se fléchit à angle obtus sur l'avant-bras, les doigts se placent en extension forcée et en abduction, les uns par rapport aux autres ; l'extension est surtout exagérée au pouce, où la seconde phalange paraît luxée sur la première. En même temps, les doigts sont agités de mouvements alternatifs très lents de flexion et d'extension, d'adduction et d'abduction. Au bout d'un certain temps, il se produit une sorte de spasme qui referme la main, malgré les efforts de la malade pour la maintenir ouverte.

18 décembre 1879. La malade vient de passer trois jours chez ses parents ; elle a eu quelques attaques. A son retour, dans la nuit du 17 au 18, elle pousse des cris continuels ; très loquace d'habitude, le matin du 18 c'est à peine si elle dit quelques mots. Le soir, dans l'espace d'une heure, elle a sept attaques successives caractérisées par des mouvements cloniques assez étendus, avec écume à la bouche et perte de connaissance. Ces attaques sont suivies d'une période de stertor et de coma. — Potion avec 4 gram. de choral.

Les attaques se renouvellent encore pendant la nuit, mais à intervalles plus éloignés ; elle pousse des cris continuels.

19 matin. Elle ne répond pas aux questions qu'on lui adresse; il y a du trismus, ce qui rend très difficile l'administration des médicaments. La face est très rouge, congestionnée.— 20 sangsues derrière les oreilles ; lavement purgatif.

Le soir, à 2 heures, malgré le lavement, les attaques se sont répétées un grand nombre de fois ; les pupilles sont contractées, le bras gauche contracturé. La malade est à peu près sans connaissance ; elle a perdu la parole et pousse de temps en temps des cris plaintifs. La sensibilité est conservée des deux côtés. A 4 heures, l'état n'est pas changé ; les sangsues n'ayant pas provoqué une hémorrhagie suffisamment abondante, on pratique au bras gauche une saignée d'environ 400 gram. Après la saignée, le pouls est moins concentré, les pupilles sont dilatées. 8 heures : Depuis 4 heures, trois attaques. La perte de connaissance est complète, la face est rouge, turgescente, la peau très chaude, le pouls fréquent. La sensibilité est conservée, car la malade se plaint lorsqu'on lui fait une piqûre. — Potion antispasmodique. Application de sinapismes aux membres inférieurs.

20 matin. La malade a eu plusieurs accès épileptiformes pendant la nuit. Ses parents l'emportent chez eux, où elle succombe dans la nuit suivante.

L'*autopsie* n'a pu être faite.

Bien que dans l'Obs. iv les mouvements involontaires ne soient pas continus, qu'ils ne se produisent qu'à l'occasion des actes voulus, ils doivent être rattachés à l'hémiathétose, car ils en présentent tous les caractères : ils sont lents et exagérés; enfin ils donnent à la main cet aspect tout spécial qui frappe quand on en a déjà vu un premier exemple.

Dans l'Obs. v, nous voyons également un fait d'hémiathétose : la position prise par la main gauche, les mouvements qui agitent les doigts, ce spasme même qui ferme la main ouverte, tout cela rentre dans les caractères de la maladie que nous étudions. Notons ici, en outre, l'existence d'attaques épileptiformes, auxquelles la malade a succombé ; il est bien évident qu'il ne s'agit pas ici d'une épilepsie essentielle, mais d'une épilepsie symptomatique d'une lésion (atrophie cérébrale).

NATURE DE L'HÉMIATHÉTOSE. — L'hémiathétose constitue-t-elle un mouvement posthémiplégique tout spécial, méritant une place à part dans le cadre nosologique, ou bien n'est-elle qu'une variété particulière d'une forme plus complexe, de l'hémichorée par exemple ? Après les beaux travaux de M. Charcot sur l'hémichorée, certains neuropathologistes (Bernhardt, Gowers) n'hésitèrent pas à en rapprocher l'hémiathétose. Cette opinion n'a fait que se confirmer par l'accumulation des faits, et, en dehors de toute question de siège et de localisation, elle peut déjà s'appuyer sur une étude clinique approfondie. En effet, comme l'hémichorée, l'hémiathétose est consécutive à une lésion cérébrale (hémiplégie vulgaire, atrophie cérébrale) ; comme elle encore, elle coïncide souvent avec certains symptômes dépendant d'une altération de l'encéphale, l'hémianesthésie par exemple ; enfin, comme elle, elle peut se compliquer des désordres qui viennent compliquer tardivement les hémiplégies : de contracture et d'atrophie. Au point de vue purement symptomatique, les analogies ne sont pas moindres : « toutes deux siégent du côté paralysé, apparaissent quelque temps après l'hémiplégie, quand la rétrocession de la paralysie permet aux mouvements involontaires de se produire; leur début coïncide donc avec le retour des mouvements volontaires. Toutes deux sont beaucoup plus marquées au membre supérieur, où elles existent toujours, tandis qu'elles sont plus faibles ou peuvent même faire défaut au membre inférieur. Toutes deux sont des mouvements involontaires, continus, mais ordinairement exagérés à l'occasion des actes volontaires [1]».

Enfin, ce qui prouve l'existence d'un lien de parenté étroit entre ces deux formes de mouvements posthémiplégiques, c'est d'abord l'existence de certains faits (Obs. II et III) où l'hémichorée se trouve limitée aux extrémités, et qui peuvent être considérés comme des termes de passage entre l'hémichorée type et l'hémiathétose ; elles peuvent en outre coexister ensemble ou se succéder l'une à l'autre. Nous allons rapporter deux observations qui sont des exemples de ces deux modes de combinaison.

OBSERVATION VI (résumée).

Parésie du côté droit.— Hémiathétose de la main et du pied droits.— Hémichorée du bras droit [2].

Robert G..., 14 ans, entré en 1872 à l'infirmerie royale de Glascow.

Mouvements involontaires de la main et du bras droits, moins marqués dans le pied du même côté. Ils cessent pendant le repos, apparaissent sous l'influence de tout mouvement du corps.

Membre supérieur : Tantôt flexion du poignet ; contraction des doigts comme pour saisir un objet avec force ; le bras est à ce moment fortement serré contre le tronc. Tantôt doigts en extension forcée, à un point qui dépasse de beaucoup le degré normal, grâce à une laxité articulaire très prononcée. En outre, contractions rapides et changeantes tour à tour dans les muscles pronateurs, supinateurs de l'avant-bras, et jusque dans le biceps, parfois même dans les muscles de l'épaule. Ces contractions ne sont pas invariablement liées à celles de la main. Pas d'atrophie ni d'hypertrophie à l'épaule, mains un peu maigres. Pas de douleur. Les mouvements volontaires persistent à un certain

[1] Oulmont; *loc. cit.*, pag. 83.
[2] Gairdner ; *The Lancet*, 9 juin 1877.

degré, mais sont incapables d'un acte délicat. La sensibilité tactile paraît normale.

Membre inférieur : Les mouvements existent, mais beaucoup plus légers dans les fléchisseurs du pied et des orteils. Ils produisent une faible claudication.

Rien à la face.

L'affection a commencé à l'âge de 3 ans, d'abord par les jambes, puis ensuite par le bras du côté droit; apparition simultanée de parésie du membre et de mouvements involontaires.

OBSERVATION VII (résumée).

Hémiathétose consécutive à une hémichorée posthémiplégique [1].

A 5 ans, ce malade eut une fracture de cuisse qui guérit complètement. Mais, deux mois après, il s'aperçut qu'il traînait la jambe gauche et que le bras de ce côté était faible. Bientôt, à cette paralysie succédèrent de petits mouvements brusques, saccadés, involontaires, semblables à ceux de la chorée. Si le bras était immobilisé, il ne présentait rien d'anormal ; mais sitôt qu'il était libre, tantôt il se portait en arrière, l'avant-bras étant en pronation forcée, tantôt il était ramené en avant, l'avant-bras étant en supination.

La marche était possible, mais le talon n'appuyait pas ; l'enfant marchait en boitant.

Cette hémichorée incomplète devint un état habituel qui a duré jusqu'à ces derniers temps.

Depuis le mois de janvier 1880, ces phénomènes se sont étrangement compliqués. La jambe gauche, atrophiée, est dans un continuel mouvement, mais le mouvement n'est plus saccadé et brusque comme celui de la chorée, il est au contraire lent et comme réfléchi.

[1] Teissier ; *Lyon médical,* pag. 489, 1880 (Obs. résumée d'après la thèse de Ricoux).

La jambe à une tendance marquée à la flexion, l'extension complète ne peut se produire. En même temps elle subit des mouvements d'adduction et d'abduction. Les orteils sont écartés et font, avec lenteur, un invincible mouvement de circumduction autour de leur base (mouvements des tentacules d'un poulpe marin).

DIAGNOSTIC.

Nous devons d'abord distinguer les mouvements choréiques posthémiplégiques des autres formes de mouvements anormaux qui peuvent aussi être rattachés à l'hémiplégie. On a désigné ces diverses formes sous le nom d'hémiataxie, d'hémiparalysie agi-tante, d'hémisclérose en plaques, leur donnant le nom des syn-dromes cliniques avec lesquels elles présentent le plus d'analogie au point de vue symptomatique.

Dans l'hémiataxie, les malades n'ont pas, au repos, de mouve-ment anormal ; mais lorsqu'ils veulent exécuter un acte volon-taire, saisir un objet, alors l'incoordination éclate dans leurs mouvements ; ceux-ci sont entrecoupés par des oscillations éten-dues et irrégulières, et l'objet visé n'est atteint qu'après plu-sieurs tentatives vaines. Ce qui distingue ce genre de mouve-ments posthémiplégiques des mouvements choréiformes, c'est son absence absolue pendant le repos, son développement ex-clusif à l'occasion des mouvements volontaires.

L'hémisclérose en plaques et l'hémiparalysie agitante pour-raient être réunies ensemble sous le nom de tremblements post-hémiplégiques. En effet, elles sont essentiellement caractérisées par de petits mouvements alternatifs de flexion et d'extension, d'abduction et d'adduction rythmiques, oscillatoires, très fré-quents; en un mot, par un tremblement type. Seulement, dans un cas (hémisclérose en plaques), le tremblement ne se produit qu'à l'occasion d'un mouvement voulu et cesse au repos ; dans l'autre (hémiparalysie agitante), le tremblement n'a lieu qu'au repos et cesse à l'occasion des mouvements volontaires. Ces deux espèces de mouvements anormaux se distinguent des mouvements choréiques précisément par ce fait qu'ils n'existent qu'à un temps donné, repos ou mouvement voulu, tandis que les mouvements choréiques existent à la fois dans les deux temps ; quelquefois peu marqués au repos, ils s'exagèrent à l'occasion d'un acte volontaire. En outre, ils n'ont rien du tremblement : ce ne sont pas des oscillations rythmiques se faisant alternativement et avec une amplitude égale autour d'un axe fictif ; ce sont des mouvements saccadés, irréguliers, quelquefois très étendus.

Pourtant dans certains cas, comme dans nos Obs. ii et iii, les mouvements au repos paraissent se faire avec une certaine régularité, affecter un véritable rythme ; mais si l'on y regarde de près, on voit qu'il n'en est rien : ce prétendu rythme se modifie à chaque instant, est entrecoupé par des secousses brusques et irrégulières ; et enfin, à l'occasion des actes volontaires, ces mouvements s'exagèrent et présentent tous les caractères de la chorée.

Quant à l'hémiathétose, elle se caractérise suffisamment par sa limitation aux extrémités du côté hémiplégique (main et pied), par la lenteur et l'exagération de ses mouvements, par leur persistance au repos et pendant les mouvements volontaires, où ils sont toujours plus prononcés. Il nous resterait à distinguer l'hémiathétose de l'hémichorée ; nous croyons inutile d'y insister, ayant déjà montré toutes les analogies qui les unissent et qui permettent de considérer l'hémiathétose comme une simple variété d'hémichorée.

Il nous reste maintenant à distinguer ces mouvements choréiques posthémiplégiques d'un certain nombre d'affections du système nerveux présentant avec eux des analogies plus ou moins rapprochées.

Raymond a insisté, dans sa Thèse, sur le diagnostic de l'hémichorée avec le tremb'ement des hémiplégiques. Or, il comprend
sous ce nom la trémulation qu'on obtient chez certains hémiplégiques plus ou moins contracturés, en leur fléchissant ou leur
étendant brusquement la main ou le pied ; c'est ce que l'on désigne aujourd'hui sous le nom de trépidation épileptoïde. Elle est
caractérisée par de petites secousses, brèves, très fréquentes,
s'étendant souvent au membre symétrique du côté sain. C'est là
un phénomène tout à fait analogue au réflexe tendineux, et qui se
distingue de lui-même des mouvements choréiques posthémiplégiques.

L'hystérie peut se compliquer de chorée : ce sont généralement de grands mouvements se répétant d'une façon régulière,
ce qui lui a fait donner le nom de chorée rythmique. Comme
quelquefois les hystériques peuvent présenter en même temps
de l'hémiplégie et de l'hémianesthésie, le diagnostic peut alors
devenir très difficile ; on se basera, pour l'établir, sur les
antécédents, sur le mode de début et la marche des accidents.
Nous avons déjà discuté cette question (Obs. ii), et montré que
chez cette malade c'est bien une hémichorée symptomatique
d'une lésion cérébrale et non une hémichorée hystérique.

Il faudra enfin distinguer l'hémichorée symptomatique de l'hémichorée ordinaire : à ne considéerer que les mouvements, la
distinction peut être très difficile, surtout si l'on se rappelle que
l'hémianesthésie, qui existe presque toujours dans l'hémichorée
symptomatique, peut se montrer aussi dans l'hémichorée ordinaire (Moynier). C'est alors d'après la marche des symptômes que
se fera le diagnostic : dans l'hémichorée symptomatique, il y a
d'abord un début apoplectique, une hémiplégie, et ce n'est que
lorsque les mouvements commencent à revenir dans les membres
paralysés qu'apparaît la chorée ; elle se limite exactement à un
seul côté du corps, délimitation qui n'est jamais rigoureuse
dans la chorée ordinaire (Jules Simon).   ·

Dans la chorée ordinaire, la maladie débute le plus souvent dans l'enfance ; en outre, les mouvements choréiques proprement dits se compliquent souvent de contorsions, de grimaces de la face ; elle est en rapport presque toujours, non avec une lésion cérébrale, mais avec une affection rhumatismale. Enfin sa durée est généralement limitée.

Quant à distinguer l'hémiathétose primitive de l'hémiathétose posthémiplégique, cela est impossible par la seule considération des symptômes. Les antécédents et le début de la maladie pour-ront seuls permettre d'établir le diagnostic.

Nous ne nous occuperons pas ici du diagnostic avec l'ataxie, la sclérose en plaques, la paralysie agitante, qui n'ont pas de rela-tions bien étroites avec les mouvements choréiques proprement dits, que nous étudions seuls dans ce travail.

ÉTUDE ANATOMO-PATHOLOGIQUE.

En 1875, M. Charcot, étudiant la localisation de l'hémianes-thésie, pouvait formuler cette loi : « Que l'hémianesthésie était due à la destruction par lésion (hémorrhagie ou ramollissement) de la partie postérieure du pied de la couronne rayonnante ». A ce niveau existe en effet un carrefour où sont réunis tous les conducteurs de la sensibilité.

Quant à la localisation de l'hémichorée posthémiplégique, M. Charcot avait indiqué comme siège probable les fibres du pied de la couronne rayonnante qui se trouvent à côté et en avant des fibres sensibles. Raymond dans sa Thèse, se fondant sur un certain nombre d'autopsies et d'expériences faites sur les animaux, confirma les idées du Maître, et arriva à cette conclu-sion que : « l'ensemble du faisceau, qui dans le pied de la cou-ronne rayonnante se trouve en avant, en dehors des fibres

4

sensitives, et qui se compose des masses blanches en rapport avec la partie postérieure de la couche optique, produit par compression, par irritation ou par déchirure, l'hémichorée symptomatique ».

Pour ce qui regarde l'hémiathétose, en l'absence de toute autopsie, Charcot et Oulmont localisèrent à *priori* son siège au voisinage de la lésion de l'hémichorée.

L'opinion de Charcot fut acceptée en France par tous les auteurs, et fit en quelque sorte loi sur la matière.

Cependant on publia bientôt après un certain nombre de faits contraires à la localisation qu'il avait fixée.

En Allemagne, Kahler et Pick[1] émirent l'opinion que les phénomènes choréiques posthémiplégiques devaient leur origine à une irritation des fibres pyramidales, non seulement quand elles se trouvent réunies dans la capsule interne entre la couche optique et l'extrémité postérieure du noyau lenticulaire, mais encore dans leur partie inférieure au niveau de la protubérance.

Nothnagel[2] accepte en partie cette opinion. En ce qui concerne l'hémichorée, il incline à penser qu'elle est déterminée, non par la lésion des faisceaux qui traversent la capsule interne, mais plutôt par celle des faisceaux qui de la couche optique se rendent à la couronne rayonnante, ou même par celle de la couche optique elle-même.

Cette localisation de l'hémichorée dans la couche optique est défendue avec beaucoup de talent par Galvagni (de Bologne), d'abord au sujet d'une observation intéressante suivie d'autopsie[3], puis dans un travail d'ensemble[4] où il étudie les rapports des spasmes posthémiplégiques et des lésions de la couche optique. Malheureusement l'observation qu'il a publiée ne se

[1] Prag. Vierteljarschr., 1879.
[2] Topische Diagnostik der Geheirkrankeiten, 1879.
[3] Revista clinica di Bologna, 1880.
[4] *Ibid.*, 1883.

rapporte pas à une véritable hémichorée, mais plutôt à une hémiparalysie agitante.

Tel était l'état de la question lorsque Brissaud en reprit l'étude
dans son article sur « les lésions anatomiques et le mécanisme
de l'athétose [1] ». Admettant la localisation de Charcot dans la
partie postérieure de la capsule interne, il montre que, pour
qu'il y ait production de mouvements choréiques, il n'est pas
nécessaire que la capsule soit elle-même altérée ; il suffit qu'une
lésion adjacente vienne causer une irritation permanente sur
le trajet du faisceau pyramidal. C'est donc un retour à la théorie
de Kalher et Pick ; seulement Brissaud ne considère ici que
l irritation du faisceau pyramidal limité à son trajet capsulaire.

Dans son consciencieux travail sur les hémitremblements præ
et post hémiplégiques [2], Ricoux a étendu cette notion et il admet
qu'une irritation du faisceau pyramidal peut donner lieu à des
phénomènes choréiques, en quelque point de son trajet que se
produise cette irritation. Voici du reste ses conclusions à cet
égard : « Le siège anatomo-pathologique des hémitremblements
præ ou postparalytiques est variable; il peut occuper un point
quelconque du trajet des fibres motrices étendues du bulbe à
la périphérie, à savoir : 1° la région des pédoncules cérébraux
et de la protubérance; 2° la région des ganglions gris cen-
traux et de la capsule interne ; 3° la région corticale et sous-
corticale, au niveau de la zone psycho-motrice et sensitivo-
motrice. Le tiers postérieur du segment postérieur de la capsule n'est donc point le siège exclusif de la lésion qui produit l'hémitremblement : il semble qu'en ce point les fibres motrices soient plus condensées ; leur proximité du carrefour sen-
sitif explique la coïncidence fréquente de l'hémitremblement et
de l'hémianesthésie, quand la lésion siège à ce niveau; mais
l'hémiplégie, l'hémianesthésie, l'hémitremblement, peuvent être

[1] Gazette hebdomadaire, 1880.
[2] *Loc. cit.*

dus à des lésions siégeant en d'autres points, tels que les régions corticales, sensitives et motrices. »

Enfin, en 1883, dans un travail publié sur le même sujet dans la *Revue de Médecine* [1], M. Demange confirme en tous points les idées du précédent auteur et résume son opinion en ces termes : « Les lésions irritatives d'un point quelconque du trajet des fibres pyramidales produisent les spasmes spontanés, à forme de chorée, d'athétose ».

Nous avons nous-même à étudier maintenant ce difficile problème ; mais avant d'entrer en matière, nous pensons qu'il ne sera pas inutile, dans un court aperçu, de rappeler les notions d'anatomie cérébrale nécessaires à la compréhension du sujet.

Les altérations du cerveau qui ont été le plus mises en cause dans la production des mouvements choréiques posthémiplégiques portent sur la capsule interne et les noyaux qui l'entourent, ainsi que sur le faisceau pyramidal dans son parcours intra-cérébral.

Nous allons donner un aperçu rapide de chacune de ces parties.

APERÇU ANATOMIQUE. — *Capsule interne* : — On désigne sous ce nom le faisceau de substance blanche qui constitue le prolongement intra-cérébral des pédoncules.

Étudiée sur une coupe verticale du cerveau, elle apparaît comme une bande de substance blanche dirigée obliquement de bas en haut et de dedans en dehors, limitée par des masses de substance grise ; en dedans et en haut par une grosse masse qui est la couche optique, un peu au-dessus de laquelle se trouve une petite masse qui constitue le noyau caudé ou intra-ventriculaire du corps strié ; en dehors et en bas par une masse grise assez considérable qui constitue le noyau lenticulaire ou extra-

[1] Revue de Médecine, 1883.

ventriculaire du corps strié, noyau généralement divisé en trois parties distinctes. En dehors de ce noyau se trouve une bande de substance blanche qu'on appelle la capsule externe ; plus en dehors encore, une bande étroite de substance grise qui constitue l'avant-mur ; enfin, tout à fait à la périphérie, un certain nombre de circonvolutions forment le fond de la scissure de Sylvius et constituent le lobule de l'insula.

Jusqu'à ces derniers temps on n'employait guère que ce genre de coupes pour étudier la région opto-striée, *coupes que Pitres* avait généralisées pour l'étude du centre ovale, en les faisant parallèlement au sillon de Rolando, sillon perpendiculaire à la scissure de Sylvius ; d'où leur nom de coupes de Pitres.

Aujourd'hui ces coupes, verticales ou obliques, sont insuffisantes pour étudier toutes les connexions de la capsule interne ; il faut avoir recours à une coupe horizontale, qu'on a appelée aussi *coupe de Flechsig* [1]. Sur une pareille coupe, la capsule interne apparaît composée de deux segments bien distincts : un segment antérieur, dirigé obliquement en avant et en dehors, et un segment postérieur, dirigé en dehors et en arrière ; le point de réunion de ces deux segments s'appelle le genou de la capsule. Le segment antérieur se trouve limité en dedans par le noyau caudé, en dehors par le noyau lenticulaire ; le segment postérieur, en dehors encore par le noyau lenticulaire, en dedans par la couche optique ; quant à la partie interne du genou de la capsule, elle répond toujours au sillon de séparation de la couche optique et du corps strié.

Nous devons nous demander maintenant quelles sont les fibres nerveuses qui constituent cette capsule interne. M. Brissaud [2], qui a étudié avec grand soin cette question, est arrivé à cette conclusion que la capsule reçoit des pédoncules quatre ordres de fibres différents qui correspondent à quatre départements capsu-

[1] Voir Brissaud ; Thèse de Paris, pag. 10, 1880.
[2] *Ibid.*, pag. 38.

laires distincts : 1° un faisceau postérieur destiné à la transmis-
sion des impressions sensibles, qui aboutit au tiers postérieur
du segment postérieur de la capsule, région de l'hémianesthésie
de Charcot ; 2° un faisceau moyen destiné à l'innervation des
muscles des membres et du tronc, qui aboutit aux deux tiers
antérieurs du segment postérieur de la capsule (région de l'hémichorée de Charcot) ; 3° un faisceau de petite dimension ren-
fermant les fibres motrices des noyaux bulbaires, qui aboutit au
genou de la capsule, d'où le nom de faisceau géniculé ; 4° un
faisceau interne dont la dégénération coïncide le plus souvent
avec des troubles intellectuels, qui aboutit à tout le segment
antérieur de la capsule.

Faisceau pyramidal. — On désigne sous ce nom [2] le grou-
pement de toutes les fibres nerveuses qui, partant des circonvolutions motrices de l'écorce cérébrale, vont se distribuer aux
différents étages de la moelle épinière. Ce faisceau prend nais-
sance dans les grandes cellules des circonvolutions motrices, puis
descend à travers le centre ovale dans le pédoncule, en occupant
précisément dans la capsule interne les *deux tiers antérieurs du
segment postérieur*. Au-dessous des centres moteurs du bulbe,
il subit la décussation pyramidale et passe dans le cordon latéral
du côté opposé, pour aller de là se terminer à la substance grise
de la moelle (très probablement aux grandes cellules des cornes
antérieures).

[1] Brissaud ; *loc. cit.*, pag. 9.

ANATOMIE PATHOLOGIQUE.

N'ayant à notre disposition que deux observations avec autopsie, toutes deux d'hémichorée, l'une déjà publiée par M. Grasset, l'autre encore inédite, qui nous a été communiquée par M. le professeur agrégé Hamelin, il nous eût été impossible d'en tirer quelque notion précise au point de vue anatomo-pathologique.

Nous avons donc cru bon de réunir dans ce travail toutes les observations d'hémichorée et d'hémiathétose præ ou posthémiplégiques, suivies d'autopsies, qui ont été publiéés jusqu'à ce jour, et dont nous avons pu prendre connaissance.

Après les avoir exposées en détail, nous réunirons dans un tableau toutes les lésions trouvées, et par leur comparaison nous essayerons de fixer le siège cérébral des hémichorées symptomatiques.

§ 1. — OBSERVATIONS D'HÉMICHORÉE AVEC AUTOPSIE.

OBSERVATION VIII (inédite).

Hémiplégie droite. — Hémianesthésie.— Hémichorée postparalytique.

Marie D..., 52 ans. Entrée il y a quatre ans à l'Hôpital-Général de Montpellier pour une chute sur la voie publique ; morte le 25 septembre 1883 (service de M. Hamelin).

Point de syphilis.

L'attention des médecins· n'avait été pendant deux ans et demi en rien attirée sur elle, lorsqu'il y a dix-huit mois elle fut prise, pendant la nuit, de vomissements attribués tout d'abord à une indigestion. Transférée dans le service de M. le professeur agrégé Hamelin, celui-ci trouva une hémiparésie et une hémianesthésie incomplète du côté droit.

Quelques jours après, survinrent des mouvements choréiques dans les membres du même côté.

La malade, très nerveuse, est sujette à des poussées congestives du côté de l'encéphale. Elle est traitée d'abord par le bromure de potassium, qui ne produit aucune amélioration ; les mouvements choréiques semblent au contraire s'exagérer de plus en plus. La strychnine, administrée peu après, produit les meilleurs effets : les mouvements anormaux disparaissent en trois semaines à peu près complètement, c'est à peine s'ils se produisent pendant les mouvements volontaires.

La malade, atteinte de calculs biliaires, devient ictérique et présente secondairement des accidents de péritonite auxquels elle succombe.

Autopsie. — A l'ouverture du crâne, léger épaississement des méninges, écoulement d'une certaine quantité de liquide séreux. Les hémisphères, dépouillés de leur enveloppe, ne présentent pas d'altération corticale. On fait alors les coupes de Pitres.

Rien dans l'*hémisphère droit*.

Hémisphère gauche. — *Coupe préfontale et pédiculo-frontale* : Rien.

Coupe frontale : Foyer de ramollissement comprenant tout le noyau lenticulaire, la capsule externe jusqu'à l'avant-mur, la capsule interne dans toute son étendue jusqu'à sa limite avec la couche optique.

Coupe pariétale : Même lésion un peu plus réduite.

Coupe pédiculo-pariétale : Continuation du même foyer de ramollissement très réduit et se limitant à un foyer lacunaire situé en dedans de la couche optique.

En résumé, lésion de la partie postérieure de la capsule interne dans toute son étendue, et de la partie postérieure du noyau lenticulaire. Le noyau caudé et la couche optique paraissent en dehors du foyer de ramollissement.

OBSERVATION IX [1].

Hémorrhagie cérébrale. — Hémiplégie incomplète.— Contractures légères consécutives. — Hémichorée du côté hémiplégié lors du retour du mouvement. — Lésions de la couche optique.

Dor (Louise), 77 ans. Entrée à la Salpêtrière le 18 avril 1861, salle Saint-Mathieu (service de M. Vulpian).

Renseignements.— Il y a trois ans, la malade perd connaissance presque subitement ; elle est portée à l'Hôtel-Dieu, où elle reste quinze jours ; elle avait été bien portante jusqu'alors ; pas nerveuse. Quelque temps seulement après, elle commence à avoir des mouvements saccadés involontaires dans tout le côté droit du corps, surtout dans le bras. La vue de l'œil droit a été affaiblie à partir de cette époque. Depuis trois jours, frissons, point de côté à droite, perte de l'appétit, quelques vomissements.

État actuel.—Mouvements continuels choréiformes du membre supérieur droit. Dans l'attitude ordinaire de la malade, l'avant-bras est assez fortement fléchi sur le bras dans la pronation ; la main est un peu fléchie sur l'avant-bras.

On éprouve une véritable résistance lorsque l'on veut étendre l'avant-bras sur la main. Mouvements continuels individuels de l'avant-bras. Il y a aussi des muscles qui se contractent continuellement (grand et petit pectoral). Ce sont des contractions rythmiques qui rapprochent le bras du corps. Les contractions des muscles de l'avant-bras produisent des mouvements des doigts, mouvements qui les allongent et les fléchissent, soit ensemble, soit le plus souvent indépendamment les uns des autres, ou même comme à contre-temps ; les uns se fléchissent

---

[1] Raymond ; *loc. cit.,* Obs. II.

pendant que les autres s'étendent : le mouvement de flexion est le plus fréquent.

La malade peut étendre elle-même l'avant-bras et la main, mais sans qu'il y ait fixité dans la position ; les contractions rythmiques des faisceaux du pectoral produisent des mouvements rythmiques d'adduction et d'abduction de tout le membre, et les contractions des muscles antibrachiaux amènent des mouvements incohérents des doigts et de la main.

La malade peut serrer assez fort la main qu'on lui donne. Lorsqu'elle tient un objet (cuiller), elle ne peut pas le tenir longtemps, bien qu'elle le sente ; elle le laisse échapper. Si elle cherche à prendre un objet sur son lit, elle est obligée de faire plusieurs essais ; le premier ne réussit pas d'ordinaire. Lorsqu'elle a la cuiller à la main, si elle cherche à l'approcher de la bouche, c'est par mouvements saccadés, déréglés, sa cuiller s'inclinant et se relevant dans tous les sens, et n'étant conduite à la bouche qu'après une série de divagations de mouvements.

Aucun mouvement anormal dans la face, les yeux, la langue.

Dans le membre inférieur droit, il n'y a jamais eu de mouvement non plus. Lorsqu'elle marche, elle traîne un peu la jambe ; cela n'est plus appréciable quand elle a marché un certain temps. Les mouvements se suspendent pendant le sommeil.

Sensibilité à la piqûre bien conservée, à peu près comme de l'autre côté ; la sensibilité tactile, au contraire, est presque nulle ; de même pour la sensibilité à la température.

La malade sort, sur sa demande, le 5 mai 1861 ; les mouvements choréiformes sont les mêmes

Rentre le 30 juillet pour de la diarrhée. Les mouvements choréiformes n'ont pas varié. Sort le 18 août. — Même état au point de vue des mouvements.

Pendant plusieurs années, elle vient ainsi à l'infirmerie pour différentes indispositions ; les mouvements choréiformes persistent absolument les mêmes.

La malade est prise d'une pneumonie dans les derniers jours de février 1867 ; elle meurt le 27 au matin.

Autopsie. — L'avant-bras droit est encore à demi-fléchi sur le bras ; le poignet est en flexion ; les doigts ont conservé à peu près leur attitude ordinaire.

Cerveau : Les artères de la base de l'encéphale sont athéro - mateuses. Aucune lésion des parties blanches des hémisphères ; pas de ramollissement, pas de lacunes. Ventricules latéraux no- tablement élargis et remplis d'une quantité assez considérable de liquide tout à fait transparent.

Dans la partie postérieure de la couche optique gauche, on trouve un ancien foyer à parois affaissées ; ces parois, inégales, irrégulières, offrent une coloration gris brunâtre, avec des points d'une coloration jaune d'ocre. Ce foyer occupe environ un tiers de l'étendue totale de la couche optique ; il se prolonge en ar- rière jusqu'à la limite externe du tubercule quadrijumeau anté- rieur, mais sans empiéter sur ce tubercule. Il est séparé, auprès de ce tubercule, de la surface libre de la couche optique par une assez mince lame de substance blanche non altérée.

Rien dans le *corps strié gauche* Aucune lésion dans la couche optique et le corps strié du côté droit. Rien dans les autres parties de l'encéphale ; en particulier, rien de visible comme atrophie. Moelle épinière normale.

Cavité thoracique : Pneumonie au troisième degré occupant la partie postérieure du lobe supérieur du poumon droit. A gauche, pleurésie récente. Rien d'important à noter dans les autres or- ganes.

Foyer hémorrhagique dans le domaine de l'artère optique postérieure. — Hémiplégie, puis hémichorée. — Hémianesthésie.

Terr... est entrée à la Salpêtrière en avril 1870 (service de
M. Charcot).

Cette femme, cinq ou six ans avant son admission, avait été
frappée tout à coup d'hémiplégie gauche. Les mouvements
choréiformes, qui existent encore aujourd'hui dans les membres
de ce côté, se sont développés au moment où les symptômes de
paralysie motrice commençaient à s'amender. Accusés surtout
au membre supérieur, les mouvements anormaux se produisent
d'une manière constante en dehors de toute incitation volontaire,
mais ils s'exaspèrent remarquablement dans l'accomplissement
d'actes intentionnels. Ils ne cessent que pendant le sommeil.

La malade a été examinée à plusieurs reprises dans le cours
des dernières années, et plusieurs fois on avait très nettement
constaté l'existence d'une hémianesthésie du côté atteint de chorée
dans les derniers temps de sa vie; cette diminution de la sensibilité était beaucoup moins accentuée.— La malade succomba à
la suite d'une nouvelle attaque d'apoplexie.

AUTOPSIE.—On trouve, en suivant le ventricule latéral, du
côté droit, un foyer ocreux, vestige d'une ancienne hémorrhagie.

Ce foyer, aplati, dont le diamètre est à peu près celui d'une
pièce de un franc, intéresse les parties suivantes : 1º l'extrémité
antérieure et externe de la couche optique ; 2º le tubercule quadrijumeau antérieur correspondant qui a conservé sa dimension,
mais est légèrement teinté en jaune ; 3º l'extrémité la plus ténue
du noyau caudé ; enfin les parties du ventricule qui sont immédiatement en arrière et en dehors de l'extrémité postérieure de
la couche optique et du corps strié.

[1] Raymond ; *loc. cit.*, Obs. III.

Le foyer récent qui avait déterminé les accidents terminaux était placé superficiellement, immédiatement au-dessous de la couche corticale dans le lobe occipital gauche.

OBSERVATION XI [1].

Foyer ocreux dans le domaine de l'artère optique postérieure. — Hémichorée posthémiplégique.

La nommée Simard, âgée de 71 ans, admise à l'hospice de la Salpêtrière (service de M. Charcot).

Hémiplégie développée tout à coup et avec perte de connaissance, il y a six ans. Les mouvements choréiformes ont commencé à paraître deux ou trois mois après l'attaque apoplectique, et ils n'ont pas cessé d'exister depuis cette époque. On n'a pas recherché dans ce cas l'état de la sensibilité.

Les lésions sont tout à fait semblables à celles qui ont été signalées à propos du cas de Terret, avec cette différence seulement que chez Simard le foyer ocreux s'étendait jusque sur l'étage supérieur du pédoncule cérébral.

OBSERVATION XII [2].

Hémianesthésie à droite ; parésie et mouvements choréiformes à droite. — Ramollissement lacunaire à gauche, au pied de la couronne royonnante, dans la circonvolution de l'opercule. — Ibid. dans l'épaisseur des noyaux lenticulaires et caudés, et sur la partie postérieure de la capsule interne.

Lég. ., 64 ans. — Entrée à l'infirmerie de la Salpêtrière le 4 février 1873 (service de M. Charcot).

Renseignements. — Bien portante habituellement. Au mois de janvier 1872, elle eut des étourdissements, et à la suite une hémorrhagie droite; cette paralysie était assez incomplète. Dans l'été de 1872, elle se lève la nuit pour uriner et ne peut

[1] Raymond ; Thèse de Paris, pag. 38, 1876.
[2] *Ibid.*

se recoucher ; les infirmières la replacent dans son lit ; elle parle du nez, et, quand elle boit, les boissons reviennent par le nez.

État actuel. — Hémiplégie droite incomplète au point de vue du mouvement, en ce sens que la malade peut encore effectuer quelques légers mouvements avec son bras et sa jambe.

Hémianesthésie complète à droite ; la ligne médiane du corps est la limite de l'anesthésie (la sensibilité, sous toutes ses formes, a disparu). Le côté gauche est normal. — Les boissons reviennent par le nez ; elle a eu un accès de suffocation en essayant de manger un peu de viande.

7 février 1873. Trois jours après l'entrée, on note que pendant la marche elle tient le bras droit écarté du tronc, fléchi à angle droit, et agité de mouvements particuliers et incessants d'oscillation. On est obligé de la nourrir avec la sonde. Vers le 15 février, les symptômes bulbaires s'étant peu à peu amendés, la malade peut manger et déglutir.

6 octobre. La malade s'est affaiblie progressivement ; depuis un mois, elle ne peut plus descendre de son lit.

Le membre supérieur droit est le siège d'une sorte de tremblement qui s'accuse surtout quand elle veut porter un objet à sa bouche ; mais aussi il existe, quoique moins prononcé, pendant le repos.

Au repos, il y a un certain degré d'instabilité ; elle meut les doigts les uns après les autres, et des secousses musculaires se produisent dans l'avant-bras ; elles fléchissent à demi l'avant-bras sur le bras. Léger degré de contracture.

Les membres inférieurs, surtout le droit, sont demi-fléchis ; dans ces derniers, contractions incessantes, même au repos, comme au membre supérieur ; elles portent le pied dans différentes directions.

Du côté de la face, il y a également des mouvements spasmodiques incessants, mais s'accusant surtout quand la malade veut parler.

Elle meurt d'une pneumonie lobulaire généralisée du côté droit, le 7 octobre 1873 ; les mouvements choréiques du côté de l'hémiplégie ont persisté jusqu'au moment de la mort.

AUTOPSIE, le 9 octobre 1873. — *Cerveau* : A la face inférieure, les méninges sont épaissies et opaques. Les grosses artères sont relativement peu athéromateuses. Le calibre des sylviennes est intact. On fait une première coupe perpendiculaire au grand axe de l'encéphale, à $0^m,01$ environ en arrière du chiasma des nerfs optiques ; cette coupe tombe, à gauche, sur deux foyers de ramollissement distincts à ce niveau, mais qui se confondent sur une coupe faite un peu en avant de la première.

Le ramollissement lacunaire interne de ce côté gauche intéresse le pied de la couronne rayonnante dans la circonvolution de l'opercule, un peu les noyaux lenticulaires et caudés, ainsi que la partie postérieure de la capsule interne.

Hémisphère droit : Sain. *Protubérance, bulbe,* id.

Poumons : Lésion de la pneumonie lobulaire dans le poumon droit. — Rien de particulier dans les autres organes.

OBSERVATION XIII [1].

Hémiplégie gauche (ramollissement cérébral). — Prodromes choréiformes.
Hémichorée præhémorrhagique.

Fourneau, Charlotte, 72 ans, entrée à l'infirmerie de la Salpêtrière (service de M. Charcot) le 23 septembre ; morte le 5 octobre.

Renseignements. — Trois jours avant l'entrée de la malade à l'infirmerie, on a remarqué qu'elle avait deux ou trois faiblesses par jour, sans perte de connaissance ; la malade sentait l'attaque venir, mais ne pouvait éviter la chute. Le lendemain, on s'est aperçu de quelques mouvements choréiformes dans le côté

---

[1] Raymond ; *loc. cit.,* pag. 52.

gauche, principalement localisés au bras. Elle ne pouvait rester
un moment tranquille ; ces mouvements ont cessé le 30 septembre. Elle a éprouvé également des vertiges, dont elle rend
compte en disant qu'il lui semblait qu'on la poussait, et qu'elle
avait de la tendance à tomber à gauche.

État actuel.—2 octobre. Dans la journée d'hier, vers 2 heures,
on s'est aperçu que la malade avait de l'écume à la bouche,
qu'elle ne pouvait plus parler ; il a fallu la porter au lit. Ce
matin, s'étant levée d'elle-même pour aller au cabinet, elle n'a
pas pu revenir seule. La tête est penchée sur l'épaule gauche,
avec un peu de raideur du muscle sterno-mastoïdien gauche. Les
yeux sont toujours dirigés du côté droit ; elle ne peut suivre le
doigt qu'on lui montre du côté gauche. La face est grimaçante ;
les sillons et les plis du côté droit sont plus marqués qu'à gauche ; en même temps, la commissure labiale droite est attirée en
haut. La main gauche est très chaude ; la droite, froide ; à
droite, le pouls est imperceptible ; à gauche, on le sent bien.

La malade lève très bien la jambe droite ; elle ne peut déta-
cher la gauche.

Elle meurt, par suite de complications pulmonaires, le 5 octobre.

Autopsie. — *Encéphale* : Les méninges n'offrent rien de
particulier. Les artères de la base sont peu athéromateuses.
Une division importante de l'artère sylvienne droite est oblité-
rée par un caillot ancien (thrombose). La surface des circonvolutions est normale. Rien à noter dans l'hémisphère gauche. A
la coupe, l'hémisphère droit présente une lésion très limitée occupant exclusivement la substance de la capsule interne, au-
dessus et en dehors de la partie intraventriculaire du corps
strié, à peu près à l'union d'un 1/3 postérieur avec les 2/3 antérieurs de ce noyau. Diffluence très évidente de la substance blanche en ce point ; l'étendue de la portion ramollie est celle
d'une noisette. Nombreux corps granuleux au microscope.

OBSERVATION XIV [1].

Hémichorée præhémiplégique.

Cobin, 72 ans. Entrée à l'infirmerie de la Salpêtrière le
30 juin 1870. Morte le 26 juillet 1870 (service de M. Charcot).

Renseignements. — Vers huit heures du matin, le 30 juin
1870, cette femme, qui était debout, en train de rire et de causer,
est tombée au moment où elle ramassait quelque chose ; elle
s'est un peu blessée au menton dans cette chute. Il paraît qu'elle
n'a pas perdu complètement connaissance.

État actuel (une heure après l'accident). — Elle est parfaitement réveillée et la face pâle. La commissure labiale droite est
tirée en haut. Elle vomit des matières jaunâtres et de l'écume.

Douleur assez vive dans la moitié droite de la tête ; bour-
donnements dans l'oreille droite.

La main gauche exécute des mouvements automatiques et involontaires constants : quand on lui dit de porter cette main
gauche à la figure, elle le fait par des mouvements saccadés et
avec des oscillations assez étendues ; de plus, on la voit frotter
fréquemment sa main gauche avec la droite, afin, dit-elle,
d'empêcher ces mouvements involontaires.

Elle éprouve des engourdissements dans cette main. Pas de
différence de température entre les mains. Pas d'embarras de la
jambe.

La sensibilité est très amoindrie à gauche.

Elle meut ses deux bras également, mais elle tient la jambe
gauche en l'air beaucoup moins longtemps. Pas de contractures.

Bruissement dans l'oreille droite. Pas de déviation de la tête
ni de la langue. — Pouls faible, régulier. — Respiration tranquille.

1er juillet. Paralysie faciale assez bien dessinée.

[1] Raymond; *loc. cit.*, pag. 54.

5

Le bras gauche est davantage paralysé ; les mouvements choréiformes sont moins accusés et ne résident plus que dans les doigts. Douleur de tête ; bruissement d'oreille.

La tête est tournée du côté droit ; la malade ne peut la tourner à gauche ; intelligence toujours nette. Elle se plaint d'avaler difficilement.

3. Même état. Les mouvements choréiformes persistent encore un peu.

4. L'hémiplégie est complète. Les mouvements choréiformes ont disparu. Les jours suivants, l'état de la malade s'améliore un peu.

5. L'amélioration fait place à une aggravation. A partir de ce moment, elle s'affaiblit d'une manière progressive et refuse de manger ; elle meurt le 26 juillet.

Autopsie. — *Encéphale* : Vaisseau de la base, athéromateux, avec plaques calcaires.

Foyer hémorrhagique de la grosseur d'une petite noix dans la partie la plus postérieure et la plus interne de la couche optique de l'hémisphère droit.— Rien à noter dans l'hémisphère gauche.

Nombreux anévrysmes miliaires dans les circonvolutions.

Le foyer s'était ouvert à la surface de la couche optique, mais sans effusion de sang. Le corps strié n'était pas affecté. Le tubercule quadrijumeau droit n'était pas atteint, mais il était refoulé et comprimé.

Il s'agit là d'un foyer de couleur acajou ; le contenu paraît composé de couches fibrineuses concentriques ; il n'y a presque pas de masses liquides ; tout est solide, ou à peu près.

OBSERVATION XV [1] (résumée).

Hémichorée posthémiplégique. — Ramollissement cérébral.

Borel, Julie, 75 ans. Entrée le 30 mars 1868, salle Saint-

[1] Raymond ; *loc. cit.*, pag. 55.

Nicolas à la Salpêtrière (service de M. Vulpian). Morte le 17 avril 1869.

Renseignements.—En 1867, elle fait un premier séjour à l'infirmerie ; à ce moment, elle parlait d'une façon saccadée ; chaque syllabe était coupée par une ou plusieurs syllabes, comme *ta, da, la,* ou chaque syllabe était répétée plusieurs fois.

Pas de troubles de mouvements bien nets. A 3 heures de l'après-midi, le 30 mars 1868, on s'aperçoit que la malade est paralysée ; elle venait de tomber à terre sans connaissance.

État actuel.—Coma. Respiration rapide, saccadée. Elle prononce quelques mots mal articulés, inintelligibles. Elle tire la langue, remue les bras. Chaleur très notable de la figure, surtout du côté droit. La face est irrégulière, grimaçante ; on y remarque de petites secousses rapides, qui portent surtout sur le côté droit.

Les muscles du cou, du côté correspondant, sont agités par des secousses analogues, existant dans tout le membre supérieur droit, qui est un peu raide et ramené à chaque instant à angle droit vers la poitrine. Les secousses, très brèves, se manifestent surtout quand la malade lève le bras.

Le membre inférieur droit offre aussi des secousses correspondant à celles décrites plus haut.

La tête est déviée fortement à droite ; elle s'y maintient par une contraction violente des muscles de la partie latérale du cou. Les yeux sont animés, sur place, de mouvements oscillatoires rapides.

La sensibilité sur le côté droit du corps est retardée. Le côté gauche est normal. Parfois les secousses choréiformes s'arrêtent ou se modèrent par le contact ou le pincement.

Ces mouvements sont suspendus pendant le sommeil.

Autopsie. — *Cerveau* : Les artères de la base de l'encéphale sont athéromateuses.

Hémisphère cérébral gauche : Teinte grise, terreuse, des deux circonvolutions, sur le bord latéral externe près de la circonvolution marginale. — Le ventricule latéral gauche étant ouvert, on voit, à la partie postérieure et inférieure de son prolongement occipital, une dépression profonde du plancher inférieur pouvant admettre la pulpe du petit doigt, et tout autour de cette dépression on aperçoit, par transparence, une teinte jaune d'ocre ; une coupe, faite à ce niveau, montre que le foyer est en communication avec celui de la circonvolution du bord externe.

Sur la partie externe et postérieure de la couche optique se trouve une plaque déprimée, circulaire, ayant un centimètre et demi de diamètre, d'une teinte gris brunâtre, indiquant l'existence d'un foyer ancien ; ce même foyer a détruit la partie postérieure cordiforme du noyau extraventriculaire du corps strié.

Une coupe transversale montre que la circonvolution marginale antérieure du côté gauche est occupée par un foyer se prolongeant en forme de fente peu profonde dans la partie antérieure de la deuxième et de la troisième circonvolution frontale, n'empiétant pas de plus de 2 ou 3 millimètres sur chacune de ces circonvolutions.

Ce foyer, qui siège plus spécialement dans la circonvolution marginale antérieure, semble pouvoir contenir une grosse amande ; il est tapissé par une membrane irrégulière ayant une coloration nuancée de brun.

Le foyer qui siège dans la partie extraventriculaire du corps strié s'enfonce au dedans, dans la couche optique, jusqu'à une petite distance de la partie externe du troisième ventricule.

Hémisphère droit : Petit foyer de ramollissement sur la face inférieure des circonvolutions les plus postérieures du lobe occipital. Pas de lésion de la couche optique du corps strié ni des pédoncules. Rien de particulier à noter dans les autres parties de l'encéphale.

OBSERVATION XVI [1].

Hémichorée sans hémianesthésie. — Ramollissement lacunaire (résumée).

Bigayon, Aimée, 72 ans. Entrée à l'infirmerie de la Salpêtrière le 14 mai 1872. Morte le 8 février 1873 (service de M. Charcot).

Renseignements. — Cette femme est entrée à l'infirmerie pour des mouvements choréiques généralisés, mais prédominant dans le côté droit du corps et surtout dans le bras droit. Ils sont survenus tout d'un coup, le matin même, sans phénomènes précurseurs. Pas d'étourdissements. L'attaque a débuté à 4 heures du matin et a cessé à 10 heures, laissant à sa suite une grande lassitude. Pendant l'attaque, la connaissance était complète et la malade répondait très bien aux questions. Il y a un an, une semblable attaque s'était produite dans de pareilles conditions ; elle a laissé à sa suite de la faiblesse dans le côté droit du corps.

État actuel. — 15 mai. Pas de troubles oculaires. — Parole nette, rien à la langue. Sensibilité normale sous tous ses modes.

Légère parésie du bras droit et de la jambe droite. Mouvements choréiformes assez prononcés ; ils n'existent plus que du côté de l'hémiplégie ; ils se produisent également dans la face droite.

Le 28 janvier 1873, la malade a eu deux attaques épilepti-formes. Coma. Mort.

Autopsie. — *Encéphale* : Entre la substance grise des circonvolutions de l'insula de Reil (coupe frontale) et l'avant-mur, dans la substance blanche, on voit de nombreuses lacunes à droite et à gauche ; elles sont plus nombreuses à droite qu'à gauche. Rien à la circonvolution de la corne d'Ammon.

---

[1] Raymond ; *loc. cit.*, pag. 60.

Il y a aussi des lacunes analogues dans le noyau extraventriculaire du corps strié ; ces lacunes paraissent avoir une certaine importance à mesure qu'on se rapproche des parties centrales. A gauche, le premier noyau extraventriculaire du corps strié en présente un grand nombre ; de même au centre de la couche optique gauche, il en existe une grande quantité.

Les tubercules quadrijumeaux sont très petits.— Dans le côté gauche de la protubérance, lacunes analogues immédiatement au-dessous des tubercules quadrijumeaux. Rien à noter de particulier dans les autres organes.

OBSERVATION XVII [1] (résumée).

Étourdissements suivis d'hémiplégie, puis de parésie du côté droit.— Hémianesthésie et mouvements choréiformes occupant ce même côté.

Lég..., Hortense, 64 ans, admise à la Salpêtrière le 13 juin 1872, est entrée le 4 février 1873 à l'infirmerie, salle Saint-Jacques, n° 4 (service de M. Charcot).

5 février. Cette femme, dont la santé était habituellement bonne, et qui n'offre aucun signe d'affection cardiaque, a été prise en janvier 1872 d'étourdissements, bientôt suivis d'une paralysie du côté droit. Cette paralysie, qui intéressait le bras et la jambe, a toujours été incomplète. Dans le courant de 1872, L... eut de nouveaux étourdissements, mais la paralysie n'augmenta pas.

La nuit dernière, L..., s'étant levée pour uriner, ne put parvenir à se recoucher. On a constaté alors qu'elle parlait difficilement, et que, quand elle buvait, le liquide revenait par les narines. Ce matin, la malade présente les symptômes suivants:

La commissure labiale est légèrement déviée à gauche (?); la langue, encore très mobile, paraît un peu déviée du même côté; les aliments reviennent par les fosses nasales, et L... a eu un

---

[1] Recueillie par MM. Debove et Exchaquet.

accès de suffocation très grave pour avoir essayé d'avaler un peu de viande.

La sensibilité à la piqûre et au pincement, très manifestement diminuée sur la joue droite, est presque tout à fait abolie sur les membres du même côté et sur la moitié correspondante du tronc. L'anesthésie paraît s'arrêter à la ligne médiane. La sensibilité à la température est très affaiblie sur ces mêmes points.

6 octobre. La malade, qui a été perdue de vue depuis quelque temps, s'est affaiblie peu à peu. Depuis un mois environ, elle est devenue de nouveau incapable de se servir de la main droite et de descendre de son lit. Le membre supérieur droit est le siège d'une espèce de tremblement choréiforme qui s'accuse surtout lorsqu'elle veut porter un objet à sa bouche, et même, au repos, il offre un certain degré d'instabilité. Ainsi, L... meut, malgré elle, les doigts les uns après les autres ; l'avant-bras est agité par de petites secousses, il a toujours de la tendance à se fléchir sur le bras ; les membres inférieurs sont demi-fléchis et les muscles des mollets sont le siège de secousses, de soubresauts rappelant ce qui existe au membre supérieur correspondant.

Les plis du front sont également dessinés des deux côtés. L'œil droit est naturellement plus grand que l'autre ; la malade le ferme bien. Sur la moitié droite du menton se voient des plis permanents, tandis que la moitié gauche est lisse. La bouche est un peu tirée à droite ; il en est de même de la langue, qui ne présente d'ailleurs aucun mouvement fibrillaire. La déglutition est toujours un peu gênée, il n'y a plus de régurgitation. Les muscles de la partie inférieure de la moitié droite de la face sont animés de mouvements spasmodiques, rythmiques, à peu près permanents, mais qui s'exagèrent lorsque la malade est émue ou veut parler. Il y a donc une sorte d'état spasmodique choréiforme de toute la moitié droite du corps, y compris la face.

Les fonctions intellectuelles sont tellement abaissées qu'il est impossible d'avoir des renseignements précis sur l'état de la ser sibilité. Décubitus latéral gauche. Eschare sur la fesse correspondante La malade succombe le 7 octobre, à une pneumonie.

Autopsie. — Le crâne est mince, fragile et translucide dans presque toute son étendue. A l'incision de la dure mère, qui est saine, il ne s'écoule qu'une médiocre quantité de sérosité. La pie-mère, normale au niveau de la convexité et sur la plus grande partie de la face inférieure des hémisphères, est opaque et présente un épaississement assez notable qui a pu exercer une certaine action sur les nerfs correspondants.

Les artères de la base, tronc basilaire, cérébrales, etc., n'offrent que de rares taches athéromateuses, et sont du reste souples.

Cerveau : Une coupe verticale et transversale, répondant au chiasma des nerfs optiques, met à découvert, dans l'hémisphère gauche, un petit foyer de ramollissement ayant environ deux centimètres en largeur et un centimètre de hauteur. Ce foyer, sorte de lacune évidemment de date ancienne, intéresse à la fois : 1° l'extrémité supérieure et antérieure du troisième segment (putamen) du noyau extraventriculaire ; 2° la partie moyenne du noyau intraventriculaire du corps strié dans une petite étendue ; 3° la partie correspondante de la capsule interne. Sur une coupe faite 1 centim. environ en arrière de la précédente, et par conséquent en arrière du chiasma, on trouve deux foyers lacunaires distincts, mais qui paraissent faire partie du précédent, l'un occupant presque le centre du noyau extraventriculaire du corps strié, l'autre, plus petit, ayant 2 millim., et situé sur le bord externe du noyau intraventriculaire. Une troisième coupe semblable, pratiquée plus en arrière, au niveau des éminences mamillaires, montre deux lacunes ayant, l'une, 1 centim. de longueur sur 2 millim. de largeur, l'autre 5 millim. sur 2 ; elles sont situées bout à bout dans la même direction. Elles occupent le pied de la couronne rayonnante, suivant le trajet d'une ligne qui, par son extrémité interne et inférieure, touche, sans l'intéresser toutefois, à l'angle supérieur du putamen, et se dirige à partir de là, de bas en haut et de dedans en dehors, dans l'épaisseur de la substance blanche de la circonvolution qui recouvre l'insula (opercule).

Sur une quatrième coupe, faite immédiatement en avant de la protubérance, existe une lacune ovalaire, à fond jaune, mesurant 5 millim. de longueur et 2 d'épaisseur, et qui occupe en ce point la partie externe du pied de la couronne rayonnante. Les lésions portent donc principalement, dans les régions répondant aux deux dernières coupes, sur le pied de la couronne rayonnante. La capsule interne elle-même, dans sa partie postérieure, c'est-à dire dans sa partie qui sépare de la couche optique le noyau lenticulaire, n'est point intéressée par la lésion. On s'assure par des coupes variées que la couche optique ne présente d'altération sur aucun point.

De nombreuses coupes faites sur l'hémisphère droit, la protubérance, le bulbe et le cervelet, n'ont fait voir à l'œil nu aucune lésion.

OBSERVATION XVIII [1].

Mouvements choréiformes du bras droit, par suite de la présence d'un sarcome dans le thalamus gauche.

Il s'agit d'un malade présentant tous les symptômes ordinaires des tumeurs cérébrales, et en particulier une douleur frontale très vive, et de plus un tremblement choréique occudant le bras et la main du côté droit. Il n'y avait pas de trouble de sensibilité.

Autopsie. — On trouve une hydropisie des ventricules et le

[1] Canstatt, pag. 99, 1864, tom. III.

thalamus gauche détruit par un sarcome de la grosseur d'une noix.

OBSERVATION XIX [1].

Hémiplégie droite ancienne. — Hémianesthésie et hémichorée légère du même côté. — Hémiplégie récente à gauche.

Morius, Catherine, âgée de 69 ans, couturière, entre le 6 avril 1880 à l'infirmerie des femmes, lit n° 22, à l'hôpital Saint-Julien, (service de M. le professeur agrégé E. Demange).

Elle a eu autrefois la fièvre typhoïde et est sujette à des douleurs rhumatismales.

Depuis un an et demi, elle est atteinte d'une hémiplégie droite incomplète, survenue, au dire de la malade, progressivement et sans ictus apoplectique.

Actuellement, on constate un affaiblissement musculaire dans les membres supérieur et inférieur du côté droit, un peu d'abaissement de la commissure des lèvres à droite ; le dynamomètre marque 15 kilogr. dans la main droite, 30 dans la main gauche ; en marchant, la jambe droite traîne un peu. Pas de contractures ni de réflexes tendineux.

La sensibilité est notablement affaiblie dans tout le côté droit, surtout à la face antérieure de l'avant-bras ; il y a analgésie et thermoanesthésie ; la narine droite est moins sensible que la gauche au chatouillement. Pas de troubles des sens, pas de troubles de la parole.

Le 14 mai de l'année suivante, voici l'état que l'on constate :

L'affaiblissement musculaire du côté droit est plus marqué, l'hémiplégie porte sur la face et les membres du côté droit.

Du même côté, les troubles de la sensibilité ont augmenté ; l'anesthésie porte sur la face, les bras, la jambe, la langue, la narine à droite ; il y a en même temps analgésie et thermoanesthésie.

---

[1] Ricoux ; *loc. cit.*, pag. 55.

En outre, il existe un tremblement léger, choréiforme, dans le membre supérieur droit, survenant surtout quand la malade fait un mouvement voulu ; un peu de raideur dans le bras droit ; pas de réflexe tendineux. La malade marche en fauchant de la jambe droite.

Le côté droit est absolument intact.

Intelligence nette.

6 juin 1881. Attaque apoplectique aboutissant à une hémiplégie gauche, puis à la mort.

État comateux sans stertor, pas de convulsions, commissure labiale abaissée à gauche, résolution musculaire plus complète dans le bras gauche.

Soir. La malade a repris connaissance ; hémiplégie gauche (face, bras et jambe) flasque, très accentuée, mais incomplète.

Selles et urines involontaires.

9. Affaiblissement général.

15. État comateux, langue sèche. La malade meurt le 17 juin.

Autopsie. — A l'examen du cerveau, nous constatons les lésions suivantes :

1° *Hémisphère gauche* : Ancien foyer hémorrhagique ocreux cicatriciel, allongé en avant et en dedans, long de 1 centim. et demi, occupant tout le segment postérieur de la capsule interne gauche, et empiétant notablement sur le noyau lenticulaire correspondant, dont il a détruit tout l'angle postérieur.

Cette lésion ancienne explique l'hémiplégie motrice, l'hémianesthésie sensitive générale et l'hémichorée, notées chez la malade dans le côté droit.

2° *Hémisphère droit* : On y trouve deux lésions, l'une ancienne, l'autre récente.

L'ancienne est un petit foyer hémorrhagique du volume d'un gros pois, siégeant dans le segment antérieur de la capsule blanche interne ; il ne paraît pas avoir déterminé de symptômes appréciables chez la malade.

La lésion récente, celle qui a amené la mort, est constituée . par un vaste foyer hémorrhagique qui a détruit toute la couche optique et tout le segment postérieur de la capsule interne de ce côté. Légère hémorrhagie ventriculaire.

OBSERVATION XX (résumée d'après Ricoux) [1].

Hémichorée paralytique limitée à une moitié du corps.

Fille de 15 ans, chez laquelle apparurent, dans le bras d'abord, puis dans la jambe, puis dans la face, des mouvements nettement choréiques. Trois mois après survint une hémianesthésie de la moitié droite du corps, et un mois plus tard l'hémiplégie se montra. La vision resta normale.

Autopsie.—La couche optique, grossie du double, est occupée par un gliome.

OBSERVATION XXI (résumée d'après Ricoux) [2].

Hémichorée postparalytique du côté gauche.

Enfant de 3 ans qui, huit mois avant son entrée, avait fait une chute sur le front ; cinq mois après cette chute, il commença à se servir moins bien de la main gauche, et des mouvements saccadés s'établirent dans le bras et la jambe du même côté. Deux mois et demi après, l'œil droit se ferma. Enfin, depuis trois mois l'enfant est obligé de tenir le lit, la station debout lui est devenue impossible.

Paralysie faciale apparente quand le malade rit. A gauche, les divers segments de la jambe et surtout du bras sont dans la demi-flexion : l'avant-bras étant fléchi sur le bras, le poignet sur

---

[1] Assagioli et Bonvecchiato; Riv. sper. di Freniatria, 1878.
[2] Archambaud ; Progrès médical, 1877.

l'avant-bras et les doigts dans la paume de la main ; toutes ces parties sont agitées, surtout la main, de petites secousses, d'une sorte de tremblement très peu marqué quand le membre est au repos, mais s'accentuant davantage si on imprime un mouvement à ce membre ou si l'enfant cherche à s'en servir, ce qu'il peut faire dans une certaine mesure à la manière des vieux paralytiques. — Sensibilité intacte sous toutes ses formes.

L'enfant succombe à une diphtérie.

AUTOPSIE.— Tubercule rouge grisâtre siégeant dans le pédoncule cérébral, un peu en avant de la région du nerf de la troisième paire, qu'elle touche par son extrémité postérieure. Les parties voisines de la tumeur, dans le pédoncule cérébral, sont saines ; un certain nombre de fibres pédonculaires sont restées intactes.

OBSERVATION XXII [1].

Hémichorée postparalytique. — Tubercules des corps quadrijumeaux.

Fillette de 3 ans, atteinte de paralysie du moteur oculaire commun gauche, de parésie du moteur oculaire droit, du facial et des deux membres du même côté, de troubles visuels et d'un œdème des deux papilles.

On diagnostique une tumeur, probablement tuberculeuse, occupant principalement la moitié gauche de la protubérance.

Cinq mois plus tard, contraction avec mouvements choréiques des deux membres droits ; paralysie des deux oculaires, toujours plus prononcée à gauche. Atrophie des deux nerfs optiques. --- Mort.

AUTOPSIE. — Hydropisie ventriculaire ; tubercule jaune de la grosseur d'une noix, siégeant dans les tubercules quadrijumeaux, surtout gauche, et intéressant la protubérance. La tumeur était exclusivement limitée à la substance grise.

[1] Hirshberg et Henoch ; Berlin. klin. Wochens., 1879.

OBSERVATION XXIII (résumée d'après Ricoux) [1].

Hémichorée posthémiplégique sans hémianesthésie.

Mme D..., journalière, âgée de 76 ans, entre le 27 avril à Beaujon (service de M. Millard).

25 avril. Elle a été prise de vertige sans perte de connaissance ; peu après, les membres du côté droit se refusent à tout mouvement volontaire. Mais en même temps elle s'aperçoit qu'ils étaient animés, malgré elle, de contractures brusques et capricieuses. Un peu d'incohérence dans les paroles au moment de l'entrée ; l'hémiplégie droite est légère, la marche possible, seulement la pointe du pied droit traîne sur le sol. Le membre supérieur a peu de force.

La sensibilité générale et spéciale est conservée. Mouvements choréiques très-nets des membres du côté droit.

29. Les mouvements choréiques augmentent.

2 mai. Il survient, outre l'hémiplégie des membres, une hémiplégie faciale du même côté.

9. Coma.

10. Mort.

AUTOPSIE. — Petit foyer hémorrhagique, gros comme une lentille, siégeant à la partie postérieure de la capsule du côté gauche, près du pédoncule cérébral.

§ 2. — OBSERVATIONS D'HÉMIATHÉTOSE AVEC AUTOPSIE.

OBSERVATION XXIV (résumée d'après Ricoux) [2].

Hémiathétose postparalytique limitée au membre supérieur gauche.

H. B... entre à Vestminter-Hospital à une période avancée de la phtisie.

A 3 ans, il eut la coqueluche et, bientôt après, deux

[1] Galliard ; Bulletin de la Société anatomique, 1881.

[2] Sturges; Lancet, tom. I. pag, 369, 1879.

attaques de convulsions qui furent suivies d'une hémiplégie gauche qui alla progressivement jusqu'à l'âge de 7 ans. A 10 ans, la paralysie disparut sans laisser de traces.

C'est vers la même époque qu'apparut l'athétose, qui augmenta à mesure que le bras gauche reprenait sa force.

Au dire du malade, pas de changement dans les mouvements incoordonnés, depuis vingt ans qu'ils durent.

Les mouvements sont limités au côté gauche et surtout à l'extrémité supérieure ; ils sont continus et involontaires. — Quand la main est en pronation, l'index et le médius se fléchissent graduellement, la phalange unguéale d'abord, puis la médiane, puis enfin la première. Le pouce se porte aussi dans l'adduction, recouvrant tantôt la première phalange de l'index, tantôt se plaçant sous l'index, tantôt se plaçant sous l'index et le médius, de sorte que la phalange unguéale vient faire saillie entre le médius et l'annulaire : la main se met alors en supination, les doigts s'étendent de nouveau, le pouce vient en adduction, et la pronation de la main achève le cycle.

Les mouvements n'offrent pas toujours la même régularité.

Pour étendre les doigts quand ils sont en flexion, une force considérable est nécessaire, mais cette extension forcée n'exagère pas les mouvements involontaires.

Les ongles doivent toujours être coupés très courts, pour ne pas blesser la paume de la main. Le malade peut, par un grand effort, arrêter les mouvements pour un instant. Si on le prie, sa main étant fléchie, de l'étendre, il ne peut y arriver, et ses tentatives, quoique visant la main gauche, déterminent la flexion de la main droite.

Repos pendant le sommeil.

Quelquefois, à la suite de fatigues exagérées, la jambe offre aussi pendant quelque temps des mouvements anormaux.

Force musculaire très faible à gauche.

Les mouvements anormaux ne sont augmentés ni par les mouvements volontaires ni par l'attention.

Les muscles de la face postérieure de l'avant-bras sont plus atrophiés que ceux de la face antérieure.

Le malade meurt de phtisie.

AUTOPSIE. — Atrophie de l'hémisphère droit, surtout au ni-veau des circonvolutions motrices et des pariétales.

Dépression sur la partie antérieure du lobe temporo-sphénoïdal. Le corps strié du côté droit est détruit dans la portion située en avant du thalamus optique ; la partie postérieure du noyau caudé est intacte ; le noyau caudé, détruit, renfermait encore quelques fibres blanches venues sans doute de la capsule interne.

Rien dans la moelle, du moins à l'œil nu.

OBSERVATION XXV [1].

Hémiplégie gauche datant de trente-trois ans ; hémianesthésie, épilepsie jackso-nienne, hémiathétose. — Autopsie : ramollissement cortical d'une partie de l'hémisphère droit.

Schmiedter, Frédéric, âgé de 50 ans, tourneur, entre le 8 mai 1880 dans mon service, à l'hospice Saint-Julien.

Il a toujours été bien portant jusqu'à l'âge de 19 ans ; à cette époque, il commença à ressentir des fourmillements dans le bras et la jambe gauches ; en même temps, la main gauche et la jambe gauche s'affaiblirent, et la main en vint à lui refuser tout service ; en outre, il éprouvait un malaise général. Cet état dura trois jours ; il fut pris alors d'un vomisssement, puis perdit connaissance pendant trois jours ; quand il revint à lui, il était complètement paralysé du côté gauche, bras et jambe ; il avait la bouche de travers. A ce moment, on lui plaça de nombreuses ventouses scarifiées, dont il porte encore les traces à la région précordiale : ce qui nous fit supposer que l'affection mitrale

---

[1] Demange ; Revue de Médecine, mai 1883, Obs. II.

existant encore aujourd'hui reconnaît pour origine une endocardite survenue à cette époque, bien qu'il n'y ait pas eu alors de
rhumatisme articulaire aigu. Ce point est important à noter, car
on verra que c'est sans doute l'origine de la lésion cérébrale,
survenue alors vraisemblablement par embolie.

Cette hémiplégie gauche le retint au lit pendant près de trois
ans ; peu à peu les forces revinrent assez pour qu'il pût repren-
dre sa profession de tourneur ; il avait néanmoins conservé une
grande faiblesse dans le côté gauche.

Vers cette époque, il dit avoir contracté la syphilis, c'est-à-
dire au moins trois ans après son hémiplégie.

Cet état persiste jusque vers l'âge de 45 ans. Il commence
alors à éprouver des convulsions épileptiformes limitées au côté
gauche ; elles revenaient d'abord tous les trois mois environ,
puis elles deviennent de plus en plus fréquentes, se répètent tous
les jours et plusieurs fois par jour ; c'est dans cet état qu'il arrive au service, le 8 mai 1880.

En effet, pendant les jours qui suivent son entrée, nous assis-
tons à une série de crises épileptiformes subintrantes.

Au moment de l'accès, Schmiedter ressent une aura prémo-
nitoire qui varie de siège et de forme : tantôt elle consiste en des
fourmillements ressentis dans le bras et la jambe gauches, fourmillements qui s'étendent jusqu'à la région précordiale, et
alors l'accès commence. D'autres fois, ce sont des phénomènes
visuels consistant en des sensations lumineuses diversement
colorées, rouges ou grises, se succédant rapidement, dans l'œil
gauche seul, durant quelque temps, souvent longtemps avant
l'attaque, et acquérant leur maximum d'intensité au moment où
celle-ci survient. Enfin l'accès survient : la face est vultueuse,
les yeux fixes et hagards ; la bouche se dévie à gauche, la langue se renverse vers le côté gauche ; le bras et la jambe gauches
se raidissent dans l'extension, la tête se renverse dans l'extension, et la face se tourne vers la droite ; enfin, après quelques

6

instants de cette convulsion tonique unilatérale gauche, des secousses cloniques surviennent dans le côté gauche. Pendant ce
temps, le malade n'a pas perdu connaissance, il se rend compte
de ce qui se passe autour de lui, répond par monosyllabes aux
questions qu'on lui adresse. Le côté droit reste absolument indemne; la main droite se cramponne aux barreaux du lit, afin
d'empêcher la violence des secousses convulsives de projeter
Schmiedter en bas de son lit, ce qui du reste est arrivé à plusieurs
reprises. Enfin, au bout de deux à cinq minutes, la crise cesse,
et il ne reste qu'une fatigue excessive.

Jamais Schmieder n'a poussé le cri de l'épileptique; la langue n'est pas mordue, pas d'écume à la bouche. Dans quelques
crises, il y a une obnubilation légère de l'intelligence; depuis
quelque temps, la mémoire s'est notablement affaiblie; jamais
le côté droit n'a été le siège de convulsions.

Dans l'intervalle des accès, Schmiedter reprend complètement son état habituel. Il reste un affaiblissement très notable
du bras et de la jambe gauches; l'attitude est celle d'un hémiplégique, la jambe fauche en marchant; le bras pend dans la
demi-flexion; la force musculaire est à peine suffisante dans la
main gauche pour saisir un objet.

La sensibilité générale est notablement diminuée dans tout le
côté gauche; l'acuité visuelle est moindre à gauche.

Au cœur, bruit de souffle systolique à la pointe.

Les accès reviennent au nombre de six, huit, douze, dans les
vingt-quatre heures; dans la journée du 12 mai, on note vingt
accès.

Le choral et le bromure, qui avaient été donnés jusque-là, ne
produisant pas d'effet, on commence des frictions mercurielles,
et on donne 4, puis 6 gram. d'iodure de potassium.

Le 18 mai, les accès diminuent de fréquence et d'intensité; le
malade n'éprouve plus que de temps en temps une sensation
pénible de fourmillement dans les membres gauches; les trou-

bles visuels persistent et consistent dans la sensation de trois boules rouges et jaunes.

Son état reste stationnaire jusqu'au 18 décembre 1880 ; les crises épileptiformes n'ont plus reparu ; l'hémiplégie motrice et sensitive persiste à gauche. Le bras gauche devient alors le siège de mouvements involontaires, que le malade ne peut arrêter. A plusieurs reprises, nous avons pu examiner ces mouvements : ils consistent dans des mouvements des doigts et du bras, dans sa totalité ; les doigts sont parfois agités de mouvements de tentacules ou d'athétose, et le bras, restant dans l'extension, se met à décrire des mouvements de circumduction que le malade ne peut arrêter, ou des mouvements d'extension. Le malade, qui est d'une intelligence assez bornée, croit alors que son bras lui indique un but vers lequel il doit se diriger ; il se met alors à marcher dans cette direction, croyant qu'il est obligé de suivre son bras ; une fois ces mouvements de circumduction du bras furent assez violents pour le jeter en bas de son lit. En somme, c'est de l'athétose du bras ; il n'est pas possible d'admettre la moindre supercherie chez le malade.

Cet état persiste pendant longtemps sans changement ; l'intelligence et surtout la mémoire s'affaiblissent à diverses reprises ; il fait quelques actes incohérents, se trompe de lit, de chaise, urine dans le pot du voisin. Une fois, étant assis sur une chaise, il tombe la face contre terre, comme poussé par un ressort ; il n'y a pas de convulsions ; il ne garde pas connaissance de sa chute.

Au mois d'avril 1882, il ne quitte plus son lit, devient gâteux ; l'hémiplégie persiste, mais il n'y a plus ni crise épileptiforme ni athétose. Il tombe peu à peu dans le marasme ; des eschares surviennent au sacrum, et enfin il meurt le 10 août 1882.

A l'AUTOPSIE, nous constatons les lésions suivantes :

L'encéphale, posé sur la face inférieure, présente une asymétrie visible ; l'hémisphère gauche a son aspect normal, le droit au contraire paraît notablement atrophié, aplati, surtout dans les lobes moyens et postérieurs.

Le lobe frontal est absolument intact et a les mêmes dimensions que celui du côté opposé ; mais, en arrière du sillon de Rolando, il existe une lésion étendue ; les circonvolutions, à ce niveau, sont petites, atrophiées, quoique conservant leurs formes et leurs rapports ; elles sont comme flétries et ont un aspect grisâtre tout particulier qui tranche absolument sur la coloration des circonvolutions saines. En les touchant, elles ont une consistance plus résistante ; si l'on pratique une section sur l'une d'elles, on constate qu'elles sont constituées par une véritable cicatrice lacunaire du tissu cérébral ; il n'existe plus de substance ramollie en aucun point, mais un tissu conjonctif rappelant tout à fait celui des vieux foyers de ramollissement en train de se cicatriser ; plusieurs kystes lacunaires existent dans ce tissu. En somme, il n'est point douteux que l'on ait sous les yeux la cicatrice d'un très ancien ramollissement cérébral dont l'origine, probablement embolique, remonte à trente-trois ans ; la substance cérébrale, ramollie, a été complètement résorbée, et il ne reste que la névroglie plus ou moins sclérosée et ayant formé quelques kystes lacunaires.

Les circonvolutions ainsi altérées sont les suivantes :

La pariétale ascendante dans les trois quarts supérieurs ;

La première pariétale ;

Le lobule du pli courbe ;

La première et la deuxième temporale.

Les points les plus atrophiés sont la pariétale ascendante.

Les autres circonvolutions sont absolument intactes.

La lésion est corticale et sous-corticale ; la coupe de Flechsig montre que les noyaux et la capsule interne sont intacts ; leur volume est le même que celui de l'autre côté. La protubérance, le bulbe, paraissent parfaitement symétriques ; on ne voit sur le bulbe ou les pédoncules rien qui indique des dégénérescences descendantes. Il existe un œdème sous-arachnoïdien assez prononcé ; le cerveau se décortique facilement, sauf un point de ramollissement ; là, les méninges sont complètement adhérentes.

Endocardite ancienne du cœur gauche, ayant déterminé une insuffisance mitrale.

Rien à noter dans les autres organes.

Le nombre d'observations d'hémiathétose posthémiplégique avec autopsie étant très restreint, nous avons cru devoir y joindre les autres cas d'hémiathétose dont l'autopsie a été publiée.

OBSERVATION XXVI (résumée d'après Ricoux) [2].

Hémiathétose du côté droit : doigt, main et poignet, pied tout entier.

Femme de 32 ans. Pas d'antécédents héréditaires ; à l'âge de 2 ans, elle eut une frayeur très vive et, quelques jours après, des mouvements presque constants des doigts de la main droite se montrèrent. Ces mouvements, limités d'abord aux doigts et aux orteils, s'étendent, avec les années, au coude, à la main, au poignet et au pied tout entier.

C... entre le 2 juin 1877 dans le service de M. Hardy, à la Charité, pour un épithélioma du col utérin.

Membres. — Légère boiterie à droite. Le bras droit est demi-pendant le long du corps, le poignet infléchi à angle droit sur l'avant-bras ; le pouce, fixé contre l'index ou infléchi dans la main, est recouvert par les autres doigts, qui sont agités de petits mouvements lents et constants. Si, la malade étant debout, on lui fait faire un mouvement quelconque dans n'importe quelle partie du corps, même dans la face, des contractures légères surviennent dans les orteils droits. Si elle exécute

[1] Landouzy ; Bulletin de la Société anatomique, janvier 1878.

des mouvements voulus avec la main et le poignet droits, lentement, insensiblement, avec un retard appréciable, des mouvements de flexion forcée des orteils se produisent.

Quand C... est couchée, le membre malade occupe à peu près la même position que lorsqu'elle est debout : c'est celle des hémiplégiques atteints de contracture avec rétraction des fléchisseurs.

Au repos, les mouvements sont petits, faibles, à peine visibles; ils s'exagèrent au moindre mouvement voulu, et la main, primitivement fléchie, passe à l'extension complète par un mouvement lent, continu et comme fait avec effort.

Un peu de raideur non douloureuse dans le bras et l'avant-bras, pas de contracture réelle. Sensibilité normale.

Dans le décubitus, le pied est porté en dedans, les orteils sont complètement fléchis. La flexion et l'extension voulues du pied et de la jambe se font, mais lentement et comme par une série d'efforts. Les orteils, pendant ce temps, font des mouvements incessants.

Les mouvements du membre supérieur déterminent des mouvements du cou, du pied et des orteils.

Immobilité complète pendant le sommeil.

Cette femme succombe par les progrès de son épithélioma.

AUTOPSIE. — Le pédoncule cérébral gauche paraît dans toute son étendue moins large que le droit.

On fait la coupe mamillaire et on constate :

Le corps strié extraventriculaire gauche est occupé par un foyer irrégulier dans ses contours; ce foyer, de coloration brunâtre, de consistance molle, renferme en son milieu un calcul du volume d'un haricot. Le ganglion lenticulaire, quoique ramolli, n'est pas diffluent et le calcul est fixé, enkysté, au milieu d'un tissu formé de détritus caséeux et de brides filamenteuses, trame organisée d'apparence conjonctive.

Le noyau lenticulaire est *seul* intéressé ; les capsules interne et externe sont intactes. La capsule interne, comme la couche optique, paraît un peu déformée ; mais cette déformation légère paraît due à ce que ces parties ne sont plus exactement soutenues par le ganglion lenticulaire, dont la consistance et le volume ont diminué. — Les coupes parallèles à la coupe mamillaire montrent que les lésions du ganglion intéressent celui-ci, seulement dans sa partie antérieure, dans une longueur comprise entre son extrémité frontale et un plan vertical passant immédiatement en avant des pédoncules cérébraux.

OBSERVATION XXVII (résumée d'après Ricoux) [1].

Femme de 46 ans, d'une bonne santé habituelle ; se tient facilement sur ses jambes, marche bien, mais passe la plus grande partie de ses journées dans son lit; elle n'est pas gâteuse.

« Lorsqu'on examine les mouvements des membres supérieurs, on reconnaît que ceux du côté droit se font régulièrement ; mais dans la main et l'avant-bras gauches il existe un mouvement choréiforme, quand elle cherche à saisir les objets; à ce moment, le petit doigt et l'annulaire s'étendant par une sorte de spasme, ses doigts s'écartent en éventail, la main se fléchit sur le bord cubital ; elle se porte avec hésitation vers l'objet déterminé, et seulement après quelques mouvements spasmodiques elle parvient à le saisir. La force musculaire est notablement affaiblie dans cette main.

» Rien de semblable n'existe dans la jambe gauche. Le mouvement de la main gauche rappelle celui de la chorée ; il existe chez la malade depuis un nombre d'années qu'elle ne peut préciser.

» La parole est nette. Pas de mouvements semblables dans

[1] E. Demange ; Revue médicale de l'Est, pag. 87, 1879.

les muscles de la face. Pas de troubles dans la sensibilité. » La malade meurt de bronchite.

AUTOPSIE. — La table interne du crâne offre une série de dépressions profondes, auxquelles correspondent des tumeurs qui s'y sont logées. La principale a le volume d'une grosse noisette ; elle occupe le quart postérieur de la troisième circonvolution frontale droite et le tiers supérieur de la circonvolution frontale ascendante droite. Deux autres tumeurs du volume d'une lentille sont disséminées le long des circonvolutions bordant à droite la scissure interhémisphérique.

OBSERVATION XXXVIII (résumée d'après Ricoux) [1].

Hémiathétose du membre supérieur gauche.

Enfant atteinte de méningite tuberculeuse et présentant au membre supérieur gauche des mouvements automatiques des doigts, rappelant l'athétose. La malade ouvre et ferme les doigts avec une grande lenteur ; l'index présente quelques mouvements alternatifs de flexion et d'extension.

AUTOPSIE. — Encéphalite des centres moteurs ; tubercule du volume d'une lentille dans le noyau intraventriculaire du corps strié.

Coque de fausses membranes enveloppant l'extrémité antérieure de la protubérance, et offrant une épaisseur de trois millimètres.

[1] Dreyfous ; Thèse de Paris, 1879.

TABLEAUX SYNOPTIQUES

DES

OBSERVATIONS AVEC AUTOPSIE

I. —

NUMÉROS D'ORDRE.	NOM DES AUTEURS.	RENSEIGNEMENTS BIBLIOGRAPHIQUES.	HÉMIPLÉGIE.	SENSIBILITÉ.
1	Grasset.	Gaz. hebd., 1879, n° 8. Localisations, 3e édit., pag. 278.	Droite.	Hémianesthésie.
2	Hamelin.	Inédite.	Droite.	Hémianesthésie.
3	Raymond.	Thèse de Paris, 1876, Observ. II.	Droite.	Hémianesthésie.
4	—	*Id.* Observ. III.	Gauche.	Hémianesthésie.
5	—	*Id.* Observ. IV.	Gauche.	?
6	—	*Id.* Observ. V.	Droite.	Hémianesthésie.
7	—	*Id.* Observ. XVIII.	Gauche.	?
8	—	*Id.* Observ. XIX.	Gauche.	Hémianesthésie.
9	—	*Id.* Observ. XX.	Droite.	Diminuée.
10	—	*Id.* Observ. XXII.	Droite.	Normale.
11	—	*Id.* Observ. XXIII.	Droite.	Hémianesthésie.
12	Canstatt, 1864, tom. III, pag. 99.	Cité par Raymond, Observ. XXX.	Droite.	Normale.
13	Ricoux.	Thèse de Nancy, 1882, Observ. III.	Droite.	Hémianesthésie.
14	Assagioli et Bonvecchiato.	Riv. sper. di Freniatria, 1878.	Droite.	Hémianesthésie.
15	Archambault.	Progrès médical, septembre 1877.	Gauche.	Normale.
16	Hirshberg et Hénoch.	Berlin. klin.Wochens., 1879, analysé in Revue de Hayem, 1881.	Droite.	Normale.
17	Galliard.	Bulletin de la Société anat., 1881, pag. 359.	Droite.	Normale.

HÉMICHORÉE.

PHÉNOMÈNES CHORÉIQUES.	ÉPOQUE DE LEUR APPARITION.	LÉSIONS CÉRÉBRALES TROUVÉES A L'AUTOPSIE.
Hémichorée limitée à la jambe droite.	Præhémiplégique.	Foyer hémorrhagique occupant dans l'hémisphère gauche le noyau lenticulaire du corps strié et la capsule interne dans sa partie lenticulo-optique.
Hémichorée.	Posthémiplégique.	Foyer de ramollissement occupant dans l'hémisphère gauche le noyau lenticulaire et la partie postérieure de la capsule interne.
Hémichorée	Posthémiplégique.	Foyer de ramollissement occupant la partie postérieure de la couche optique gauche.
Hémichorée.	Posthémiplégique.	Ancien foyer hémorrhagique occupant : l'extrémité antérieure et externe de la couche optique droite, le tubercule quadrijumeau antérieur correspondant, et l'extrémité la plus ténue du noyau caudé.
Hémichorée.	Posthémiplégique	Mêmes lésions que dans le cas précédent.
Hémichorée.	Posthémiplégique.	Ramollissement lacunaire du côté gauche intéressant le pied de la couronne rayonnante dans la circonvolution de l'opercule, un peu les noyaux lenticulaire et caudé ainsi que la partie postérieure de la capsule interne.
Hémichorée.	Præhémiplégique.	Foyer de ramollissement occupant exclusivement la substance de la capsule interne droite au-dessus et en dehors de la partie intraventriculaire du corps strié.
Hémichorée.	Præhémiplégique.	Foyer hémorrhagique de la grosseur d'une petite noix dans la partie la plus postérieure et la plus interne de la couche optique droite.
Hémichorée.	Posthémiplégique.	Ramollissement de la partie postérieure et externe de la couche optique et de la partie postérieure cordiforme du noyau lenticulaire du corps strié de l'hémisphère gauche.
Hémichorée.	Præhémiplégique.	Lacunes dans le noyau extraventriculaire du corps strié gauche.
Hémichorée.	Posthémiplégique.	Foyer de ramollissement dans l'hémisphère gauche occupant l'extrémité antérieure et supérieure du troisième segment du noyau lenticulaire, la partie moyenne du noyau intraventriculaire, la partie correspondante de la capsule interne.
Hémichorée.	Posthémiplégique.	Sarcome de la couche optique gauche.
Hémichorée.	Posthémiplégique.	Foyer hémorrhagique occupant tout le segment postérieur de la capsule interne gauche et la partie postérieure du noyau lenticulaire.
Hémichorée.	Præhémiplégique.	Couche optique gauche grossie du double et occupée par un gliome.
Hémichorée.	Posthémiplégique.	Tubercule rouge grisâtre dans le pédicule cérébral droit.
Hémichorée.	Posthémiplégique.	Tubercule de la grosseur d'une noix occupant les tubercules quadrijumeaux et la protubérance du côté gauche.
Hémichorée.	Posthémiplégique.	Petit foyer hémorrhagique à la partie postérieure de la capsule interne gauche.

II. —

NUMÉROS D'ORDRE.	NOM DES AUTEURS.	RENSEIGNEMENTS BIBLIOGRAPHIQUES.	HÉMIPLÉGIE.	SENSIBILITÉ.
1	Sturges.	The Lancet, 1879, tom. I, pag. 369.	Gauche.	Normale.
2	Demange.	Revue de Médecine, mai 1883, obs. II.	Gauche.	Hémianesthésie.
3	Landouzy.	Bulletin de la Société anatom., janvier 1878.	Pas d'hémiplég.	Normale.
4	Demange.	Revue mélic. de l'Est, 1879, pag. 87.	—	Normale.
5	Dreyfous.	Thèse de Paris, 1879.	—	Normale.
6	Lauenstein[1].	Deuts. Arch. für klin. Med., B. 20.	—	Normale .
7	Pick et Kahler.	Prager Vierteljahrsch., 1879.	?	Hémianesthésie.
8	Sydney-Rynger.	The Practitioner, 1879.	?	Hémianesthésie.
9	Oulmont et Richer	Cité par Brissaud, in Gaz. hebd., 1880.	?	—

[1] Nous rapportons dans ce Tableau ce cas et les trois suivants, d'après l'article de lacunes qu'ils présentent et que nous n'avons pu combler.

HÉMIATHÉTOSE.

PHÉNOMÈNES CHORÉIQUES.	ÉPOQUE DE LEUR APPARITION.	LÉSIONS CÉRÉBRALES TROUVÉES A L'AUTOPSIE.
Hémiathétose.	Posthémiplégique.	Destruction du corps strié droit dans sa partie antérieure.
Hémiathétose.	—	Ramollissement cortical étendu à la plus grande partie de l'hémisphère droit située en arrière du sillon de Rolando.
Hémiathétose droite.	—	Calcul enkysté dans le noyau lenticutaire gauche, un peu de déformation de la capsule interne et de la couche optique.
Hémiathétose gauche.	—	Tumeur du volume d'une grosse noisette occupant le quart postérieur de la troisième circonvolution frontale droite et le tiers supérieur de la circonvolution frontale ascendante droite.
Hémiathétose gauche.	—	Tubercule dans le noyau intraventriculaire du corps strié droit.
Hémiathétose gauche.	—	Foyer de ramollissement de la partie antérieure de la couche optique droite.
Hémiathétose.	?	Destruction de la moitié externe de la couche optique et de la partie la plus postérieure de la capsule interne.
Hémiathétose.	Posthémiplégique.	Ramollissement de la queue du corps strié avec excavation lacunaire ayant détruit la presque totalité du noyau lenticulaire et touchant à la partie externe de la capsule interne.
Hémiathétose.	—	Foyer de ramollissement ayant détruit toute la partie postérieure du noyau caudé ; autre foyer ayant creusé une cavité assez profonde dans le noyau lenticulaire et sur un tout petit espace rejoignant l'autre foyer à travers la capsule interne.

M. Brissaud : nous ne les avons pas reproduits aux Observations, à cause des nombreuses

Si nous jetons un regard d'ensemble sur le tableau précédent, nous trouvons que :

1° *En ce qui concerne l'hémichorée*, la coïncidence d'une hémiplégie droite est la plus fréquente : sur 16 cas où le côté de l'hémiplégie est noté, douze fois il s'agit d'une hémiplégie droite et cinq fois seulement d'une hémiplégie gauche.

Au point de vue des lésions anatomiques, ce sont presque constamment des lésions de la région opto-striée, quinze fois sur dix-sept, et dans ce cas ce sont les lésions vulgaires de l'hémiplégie : hémorrhagie ou ramollissement.

Si on cherche une localisation plus précise, on voit que dans sept cas la capsule interne est intéressée, soit seule, soit en même temps que ses noyaux de voisinage, et particulièrement le noyau lenticulaire ; dans tous ces cas, c'est la partie postérieure qui est la plus altérée, et il y a presque toujours coïncidence d'hémianesthésie.

Ce sont là des faits entièrement confirmatifs de l'opinion de M. Charcot et de Raymond, qui localisent l'hémichorée dans le segment postérieur de la capsule interne, en avant et en dehors du siège de l'hémianesthésie.

Dans sept autres cas, la lésion se trouve localisée à la couche optique, ce qui au premier abord semblerait confirmatif de la théorie de Nothnagel et de Galvagni, qui veulent en faire le siège de l'hémichorée.

Enfin, dans un seul cas, la lésion porte exclusivement sur le noyau lenticulaire du corps strié.

En dehors de la localisation opto-striée, de beaucoup la plus fréquente, nous ne trouvons que deux faits, et il s'agit dans tous les deux de tumeurs tuberculeuses siégeant, dans l'un des cas, au niveau du pédoncule cérébral, dans l'autre, au niveau de la protubérance.

2° *En ce qui concerne l'hémiathétose*, les lésions de la région opto-striée sont encore les plus constantes. Seulement, au lieu de prédominer dans la capsule interne ou la couche optique, leur siège de prédilection paraît être plutôt le corps strié : en effet, il se trouve altéré cinq fois sur un total de 9 cas ; dans deux cas, la lésion siège dans la couche optique ; enfin, dans les deux autres (observations de Demange), il s'agit d'une lésion corticale. Dans les sept cas où la région opto-striée est atteinte, la capsule interne est, ou complètement indemne, ou très superficiellement atteinte.

Nous voyons déjà, par la comparaison des deux tableaux, que si les lésions dans l'hémichorée et l'hémiathétose ne sont pas identiques, elles ont cependant, dans la grande majorité des cas, un siège commun : c'est la région opto-striée. En effet, sur un total de 26 cas (hémichorées et hémiathétoses réunies), nous trouvons vingt-deux fois cette localisation, ce qui établit un lien de plus entre l'hémichorée et l'hémiathétose, et confirme ce que nous avions déjà montré en nous appuyant sur la symptomatologie, que l'hémiathétose n'est qu'une variété d'hémichorée symptomatique.

Mais comment se fait-il alors que le même ensemble de symptômes puisse se produire sous l'influence de lésions, tantôt de la couche optique, tantôt du corps strié, tantôt de la capsule interne elle-même ? On peut admettre, avec Brissaud, que dans tous ces cas il est une partie toujours intéressée, c'est la capsule interne ; en effet, celle-ci peut se trouver intéressée non seulement par une lésion directe, mais encore par la lésion des ganglions de voisinage. Il se produit un fait analogue à ce qui a lieu dans la contracture permanente, mais ici il n'est pas nécessaire qu'il y ait destruction des fibres du faisceau pyramidal ; il suffit qu'il y ait une cause d'irritation permanente de ce faisceau par une lésion adjacente à la capsule interne, pour que l'hémichorée ou l'hémiathétose se produise.

Si nous étendons cette notion de l'irritation du faisceau pyramidal, que Brissaud limite au niveau de la capsule interne, à tout le parcours cérébral de ce faisceau, depuis son origine dans les circonvolutions motrices jusqu'à son entre-croisement dans les pyramides, nous faisons entrer dans la règle commune les quatre cas qui ne présentent pas de localisation opto-striée, et qui paraissent au premier abord s'en éloigner complètement. En effet, dans les deux observations de Demange, les lésions portent en partie sur la région motrice des circonvolutions, où elles doivent déterminer une certaine irritation ; dans les deux autres cas, il s'agit de tubercules irritant la partie inférieure du faisceau pyramidal au niveau du pédoncule et de la protubérance.

Nous admettrons donc, avec Ricoux, que l'hémichorée et l'hémiathétose peuvent être produites par des lésions irritatives du faisceau pyramidal siégeant en un point quelconque de son trajet; mais nous ajouterons que le plus souvent ces lésions se rencontrent dans la région opto-striée, où elles irritent plus ou moins directement le faisceau pyramidal dans son trajet intracapsulaire.

PHYSIOLOGIE PATHOLOGIQUE.

C'est à M. Charcot que revient l'honneur d'avoir le premier tenté une explication physiologique de l'hémichorée : « Je crois plus vraisemblablement, dit-il [1], mais c'est là une pure hypothèse que je livre à vos méditations et à vos critiques, qu'à côté, en avant sans doute des fibres qui, dans la couronne rayonnante, servent de voie aux impressions sensitives, il est des faisceaux de fibres doués de propriétés motrices particulières et dont l'altération déterminerait l'hémichorée. »

Mais il faut arriver jusqu'au travail de Brissaud [2] sur le

[1] Charcot; Leçons sur les Maladies du système nerveux, tom. II, 1877.
[2] Loc. cit., pag. 881.

mécanisme de l'athétose pour voir, indiquée nettement, la physiologie pathologique des mouvements choréiques posthémiplégiques. Nous avons vu, à l'Anatomie pathologique, que ces mouvements étaient sous la dépendance de toute lésion cérébrale exerçant une irritation permanente sur le faisceau pyramidal, principalement dans son trajet capsulaire. A ce point de vue, ils doivent être rapprochés des phénomènes de contracture permanente qui tiennent à la destruction de ce faisceau. Dans ces cas il se produit une dégénération secondaire du cordon latéral, laquelle provoque une irritation de la substance grise, particulièrement des cellules des cornes antérieures ; d'où résulte le phénomène contracture par exagération du tissu musculaire normal.

Dans les cas d'hémichorée et d'hémiathétose, toutes les fibres du faisceau pyramidal n'étant pas détruites, les muscles peuvent partiellement obéir aux incitations cérébrales ; les mouvements choréiques qui se produisent alors représentent une sorte de contracture mobile changeant à tous moments. Du reste, dans l'hémiathétose, il se produit quelquefois une sorte de spasme fixe qui n'est qu'une forme atténuée de contracture.

Mais pourquoi l'irritation du faisceau pyramidal ne produit-elle pas toujours des symptômes identiques ? Pourquoi dans tel cas donne-t-elle lieu à de l'hémichorée, dans tel autre à de l'hémiathétose ? Nous ne croyons pouvoir mieux répondre à ces questions qu'en reproduisant les conclusions du travail de Brissaud :

« En résumé, qu'il s'agisse d'hémichorée ou d'hémiathétose, que l'un ou l'autre de ces symptômes s'accompagne ou non de contracture, qu'ils soient permanents ou transitoires, la raison anatomo-pathologique en est toujours la même : elle consiste dans l'existence d'un foyer voisin de la capsule interne, irritant le faisceau pyramidal et agissant ainsi à distance sur les cornes antérieures de la moelle, de façon à exagérer les phénomènes de

7

tonicité qui président à l'équilibre normal des muscles. Si le foyer en question a détruit quelques fibres du faisceau pyramidal, le phénomène spasmodique sera presque toujours l'*hémichorée,* comme dans le cas d'hémorrhagie de la partie postérieure de la capsule. Si, au contraire, la capsule est intacte, et si ses connexions avec les ganglions sont seules interrompues, le résultat symptomatique de cette altération sera le plus souvent l'*athétose.* D'ailleurs, il peut y avoir entre tous les faits de cet ordre une série ininterrompue de transitions proportionnées à la gravité de la lésion capsulaire.

» Enfin, comme il résulte de l'examen des lésions et de l'analyse des symptômes que l'hémichorée et l'hémiathétose ne sont que deux degrés d'un seul et même phénomène, il ne reste plus qu'à rechercher pourquoi les mouvements de l'athétose sont localisés aux petites articulations, tandis que ceux de l'hémichorée se produisent au niveau de toutes les jointures. Or la raison de cette différence est purement mécanique. Elle consiste en ceci que les articulations des doigts et des orteils sont beaucoup plus mobiles que celle du coude par exemple, ou que celles du genou et de l'épaule. Les doigts sont animés par des leviers du premier genre ; ils sont par conséquent bien plus faciles à mettre en mouvement que l'avant-bras ou la jambe, dont les muscles fléchisseurs et extenseurs constituent des leviers du deuxième et du troisième genre. D'autre part, comme l'hémichorée se produit dans des cas où la lésion est toujours plus profonde et plus importante que dans les cas d'athétose, il va de soi que l'irritation spinale déterminera des réactions musculaires plus brusques et plus intenses que celles de l'hémiathétose. Encore faut-il considérer que l'hémiathétose peut, sous l'influence de mille circonstances, se transformer en hémichorée, et cette transformation passagère suffit dès lors à démontrer, même en dehors de toute assimilation anatomo-pathologique, l'identité absolue de ces deux phénomènes. »

Ces conclusions nous paraissent généralement vraies, et nous sommes tout disposé à les accepter, mais seulement en étendant à tout le faisceau pyramidal (dans son trajet intra-cérébral) ce que M. Brissaud paraît attribuer exclusivement à la capsule interne.

En outre, il est un point que cette théorie semble laisser dans l'ombre, c'est l'hémichorée præhémiplégique. Cependant nous croyons qu'elle y a sa place marquée, tout comme les phénomènes posthémiplégiques. En effet, on peut concevoir qu'une hémorrhagie par exemple, faible d'abord, excite par sa présence les fibres pyramidales et provoque des mouvements choréiques; mais que, devenant par suite plus considérable, elle comprime trop énergiquement ou même détruise les fibres motrices : alors l'hémichorée disparaît pour faire place à l'hémiplégie.

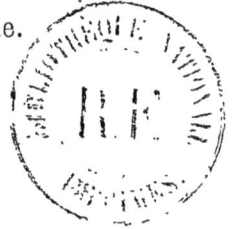

CONCLUSIONS.

Les mouvements choréiques præ ou posthémiplégiques sont constitués par des mouvements anormaux à forme d'hémichorée ou d'hémiathétose ; ils ont pour caractère distinct de ne se produire qu'à l'occasion d'une hémiplégie, soit comme phénomène primitif, soit, et le plus souvent, comme phénomène secondaire.

L'hémiathétose et l'hémichorée ne constituent qu'une seule et même espèce de mouvements anormaux ; ce qui le prouve, c'est que : 1° Au point de vue symptomatique, il existe des termes de passage entre ces deux formes, qu'en outre elles peuvent se succéder l'une à l'autre ou coexister ensemble ; 2° Au point de vue anatomo-pathologique, elles sont produites par une cause identique, l'irritation « permanente » du faisceau pyramidal par une lésion de voisinage et surtout par une lésion de la *région opto-striée* ; il semble en outre que, d'une manière générale, il y ait dans l'hémichorée une altération « limitée » des fibres pyramidales, tandis que dans l'hémiathétose elles sont généralement intactes ou ne sont intéressées que tout à fait superficiellement.

137

www.ingramcontent.com/pod-product-compliance
Lightning Source LLC
Chambersburg PA
CBHW050609210326
41521CB00008B/1175